Pflegekompakt

Jutta Burger-Gartner
Dolores Heber

Schluckstörungen im Alter

Hintergrundwissen und Anwendung in der Praxis

Verlag W. Kohlhammer

1. Auflage 2011

Gesamtherstellung:
W. Kohlhammer Druckerei GmbH + Co. KG, Stuttgart
Printed in Germany

ISBN 978-3-17-021690-7

Inhalt

Content+ PLUS

Folgende Vordrucke zur Anwendung in der Praxis können im Format DIN A4 ausgedruckt werden:

- Dysphagiescreening in Kartenform
- Flussdiagramm Dysphagiescreening für Pflegekräfte
- Ernährungs- und Flüssigkeitsstufen bei Schluckstörungen
- Beginnende Nahrungsaufnahme
- Ernährungsprotokoll
- Beginnende Flüssigkeitsaufnahme
- Trinkprotokoll
- Therapeutischer Abschlussbefund: Presbyphagie
- Mitteilung für Angehörige über Getränkebeschaffenheit
- Tipps zur Nahrungsaufnahme bei Schluckstörungen

Vorwort

Dieses Buch ist aus der täglichen praktischen Arbeit von Logopädinnen und Pflegekräften mit schluckgestörten Patienten in der Klinik entstanden, d. h.

„Aus der Praxis für die Praxis".

Wie kann die Pflegekraft innerhalb von kurzer Zeit feststellen, dass wahrscheinlich eine Schluckstörung vorliegt? Welche Schritte sind zu unternehmen? Welche Aufgaben haben der Arzt und die Therapeuten? Wer ist für was zuständig?
Unser Ziel ist es, in informativer und praktikabler Form darzustellen, wie Pflegekräfte und Therapeuten vorgehen können, wenn sie vor einem Patienten mit einer Schluckstörung im Alter (= Presbyphagie) stehen.
Ein weiteres Ziel ist es, in der Kürze der Zeit in effizienter und strukturierter Form vorzugehen, um für den Patienten im Krankenhaus oder Pflegeheim die optimale Form der Nahrungs- oder Getränkeaufnahme herauszufinden, zu festigen und an andere am pflegerischen Prozess Beteiligte weiterzugeben.
Der theoretische Teil des Buches ist absichtlich auf „Basiswissen" beschränkt und recht knapp gehalten, da es dazu hervorragende ausführliche wissenschaftliche Veröffentlichungen auf dem Markt gibt (s. dazu Angaben im Anhang).
Durch die vorgestellten Maßnahmen (Dysphagiescreening, Vordrucke, Vorschläge zur oralen Nahrungs- und Flüssigkeitsversorgung) soll der praktische Umgang mit der Schluckstörung für Pflegekräfte, Therapeuten und den Patienten selbst im Alltag erleichtert werden.
Qualitätsentwicklungs- und Qualitätssicherungsstrategien für Menschen mit Pflege- und Hilfebedarf sind unbestritten sehr wichtig, helfen den Betroffenen jedoch wenig, wenn sie in der konkreten Pflegesituation weder ein- noch umgesetzt werden. Es müssen

Hilfestellungen sein, die überschaubar, praktikabel und möglichst schnell durchführbar sind und die es den Betroffenen ermöglichen, ihre Lebensqualität und ihre gesundheitliche Situation zu verbessern.
Unsere Bevölkerung wird immer älter und damit werden auch die Schluckstörungen im Alter (= Presbyphagie) zunehmen. Es ist wichtig, einen für das pflegerisch-therapeutische Team durchführbaren Standard im Umgang mit dieser Störung zu finden und den Betroffenen und deren Angehörigen ebenfalls Hilfestellung zu geben.

1 Die Physiologie des Schluckens

Das Schlucken ist ein hochdifferenzierter physiologischer Vorgang. Der gesunde Erwachsene schluckt innerhalb von 24 Stunden von 580 (Logemann 1993) bis zu 2.000 Mal (Garliner 1989).
Der Schluckakt ist in eine **willkürliche** (beeinfluss- und steuerbare) Phase (s. Kapitel 1.1 und 1.2) sowie in eine **unwillkürliche** (reflektorische, d. h. nicht beeinflussbare) Phase (s. Kapitel 1.3 und 1.4) zu trennen.

1.1 Orale Vorbereitungsphase

- **willkürlich**
- beißen, kauen und schmecken
- Lippen geschlossen
- Nahrung zerkleinern/kauen
- Schlucktaugliche Bissen = **Bolus** formen
- Bolus auf der Zunge platzieren

1.2 Orale Phase

- **willkürlich**
- Dauer: 1,0 Sekunden.

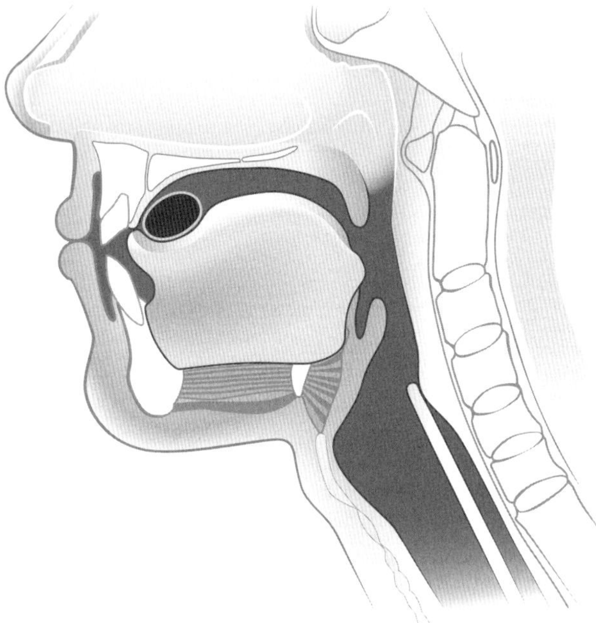

Abb. 1: Orale Phase

- Lippen geschlossen, Wangen werden tonisiert
- Gaumensegel spannt sich
- Zunge drückt Bolus in Richtung Rachen
- am Ende Reflexauslösung, wodurch die pharyngeale Phase eingeleitet wird

1.3 Pharyngeale Phase

- **unwillkürlich**
- Dauer: 0,5–1,0 Sekunde

Die pharyngeale Phase ist in mehrere Schritte unterteilt:

Schritt 1:

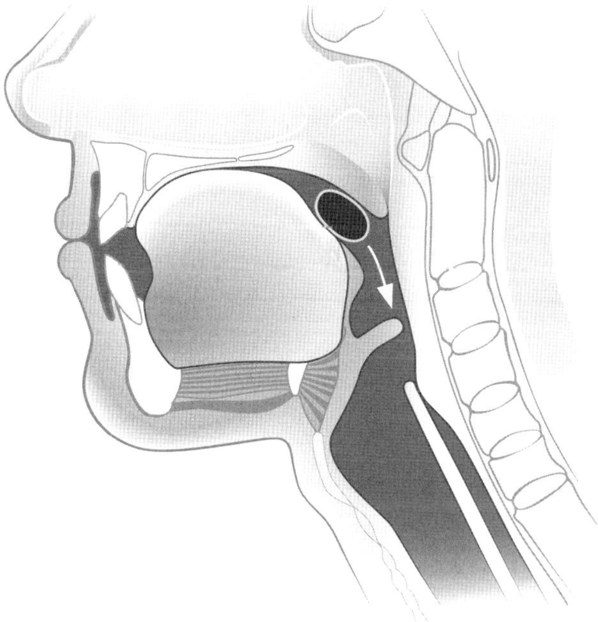

Abb. 2: Pharyngeale Phase – Schritt 1

- kräftige Aufwärtsbewegung der Zunge entlang des Rachendaches schiebt den Bolus in den Rachen
- Gaumensegel hebt sich, damit keine Nahrung in die Nase gelangt

Schritt 2:

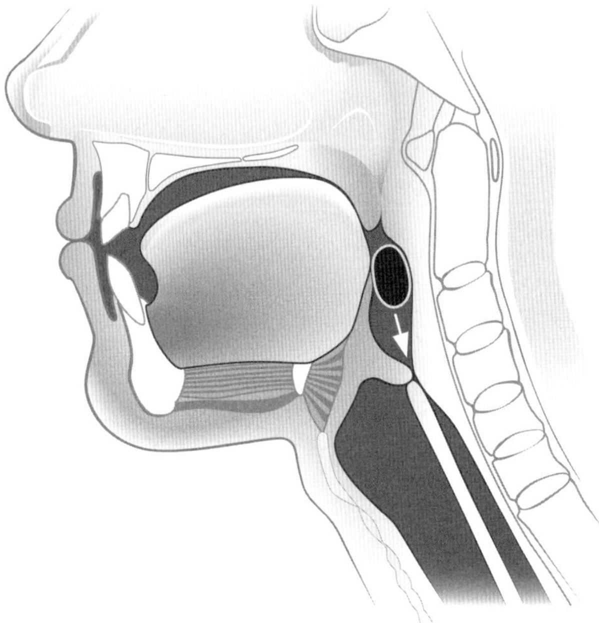

Abb. 3: Pharyngeale Phase – Schritt 2

- Kehlkopf hebt sich nach vorne und nach oben
- Rachenraum wird für den Bolus weit
- oberer Luftweg wird durch Senken des Kehldeckels verschlossen, Atem stoppt

Schritt 3:

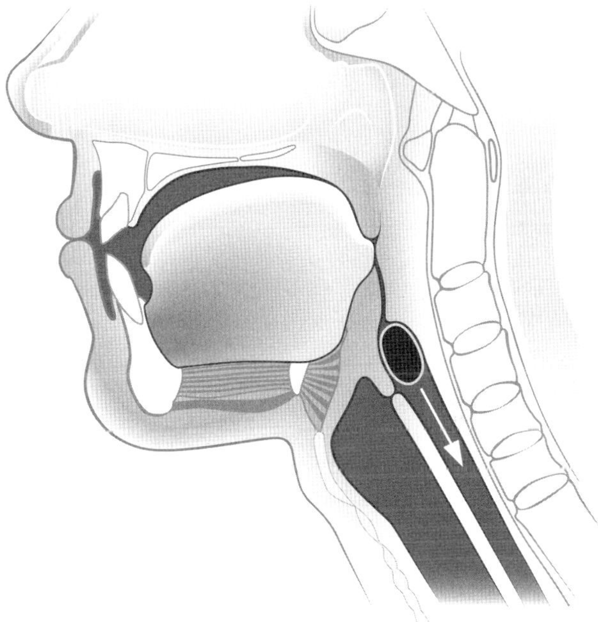

Abb. 4: Pharyngeale Phase – Schritt 3

- oberer Oesophagussphinkter öffnet sich

Schritt 4:

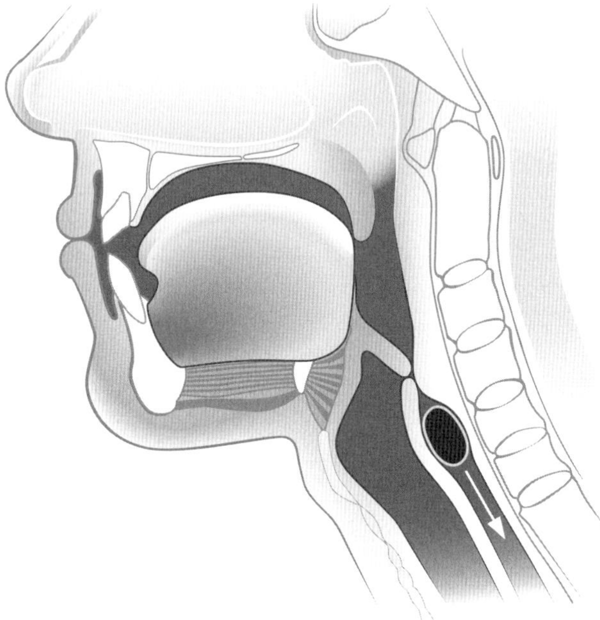

Abb. 5: Pharyngeale Phase – Schritt 4

- Bolus gleitet in den Oesophagus

1.4 Oesophageale Phase

- **unwillkürlich**
- Dauer: 4,0–8,0 Sekunden

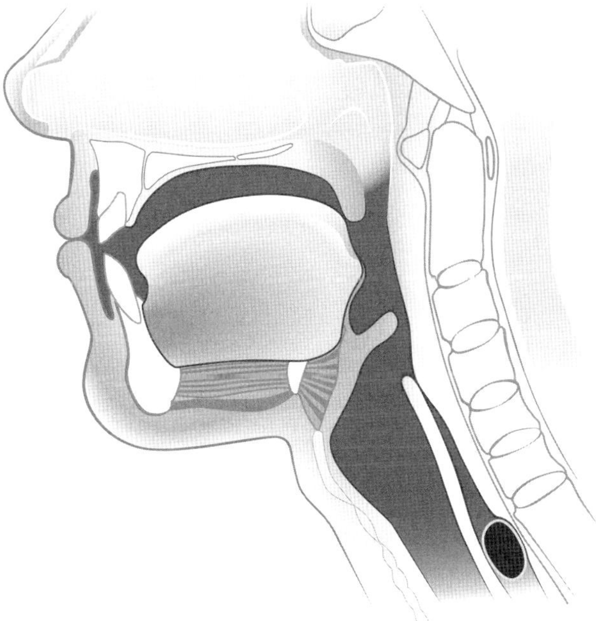

Abb. 6: Oesophageale Phase

- Kehlkopf und Zungenbein senken sich, Kehldeckel richtet sich auf und der Luftweg ist wieder frei
- Bolustransport erfolgt mithilfe von peristaltischen Wellen durch die Speiseröhre
- unterer Oesophagus entspannt und öffnet sich
- Speisen gelangen in den Magen

Definition:

Eine Dysphagie (im Alter: Presbyphagie) wird beschrieben als Schluckstörung zwischen Mundöffnung und Mageneingang, wobei nach dem Ort der Schluckstörung (s. Abb. 1 bis 6) differenziert wird.

2 Ursachen für Schluckstörungen

(einige Beispiele)

2.1 Neurogene Ursachen

2.1.1 Klassische neurogene Ursachen für Schluckstörungen

Klassische neurogene Ursachen für Schluckstörungen sind Beeinträchtigungen im ZNS (Zentralnervensystem), Einschränkungen im Bereich der peripheren Nervenbahnen sowie Störungen im neuromuskulären Übergang, z. B.:

- Schlaganfall (häufigste Ursache **aller Dysphagien**, bei 50 % der Patienten in der Akutphase, bei 25 % in der chronischen Phase)
- Schädel-Hirn-Trauma
- Hirntumore
- Degenerative Erkrankungen wie Morbus Parkinson, Amyotrophe Lateralsklerose (ALS)
- Multiple Sklerose (MS)
- Entzündliche Erkrankungen, z. B. Meningitis/Enzephalitis
- Erkrankungen der peripheren Nervenbahnen, z. B. Guillain-Barré-Syndrom
- Erkrankungen am neuromuskulären Übergang z. B. Myasthenia gravis

2.1.2 Medikamente, die auf das ZNS wirken

Eine Vielzahl von Medikamenten, die auf das Zentralnervensystem wirken, aber auch andere Präparate, können Schluckbeeinträchtigungen oder -störungen hervorrufen (siehe Literaturverzeichnis: CD Pflegewissen 2006, Medikamentenliste).

2.1.3 Beeinträchtigungen der Gedächtnisleistung, der Aufmerksamkeit sowie der Handlungsplanung

Die Störung einer Vielzahl höherer kortikaler Funktionen kann unter anderem auch zu Problemen bei der Aufnahme von Nahrung und Getränken führen, wie beim klinischen Syndrom einer Demenz. Diese Dysphagieform wird auch als kognitiv bedingte Dysphagie bezeichnet.

2.2 Strukturelle Ursachen

Strukturelle Veränderungen der am Schluckakt beteiligten Organe (z. B. Mundraum, Rachen, Kehlkopf) können ebenfalls zu Dysphagien führen. Dabei unterteilt man in primäre und sekundäre strukturelle Erkrankungen.

2.2.1 Primäre strukturelle Erkrankungen

Beispiele:

- Angeborene Erkrankungen (Missbildungen, Syndrome z. B. Taylor-Syndrom)
- Traumen (einschließlich Verbrennungen, Verätzungen, Fremdkörper)

2.2.2 Sekundäre strukturelle Erkrankungen

Veränderungen der Gesichts- und Halsmuskulatur, der Mundhöhle, des Rachens, des Kehlkopfs, der Speiseröhre usw. als Ergebnis chirurgischer, radiologischer und chemotherapeutischer Tumorbehandlungen.

3 Schluckstörungen im Alter

Schluckstörungen sind in jeder Altersgruppe anzutreffen, prozentual am häufigsten kommen diese jedoch bei geriatrischen Patienten vor.
Bei Schluckstörungen im Alter = **Presbyphagien** unterscheidet man die primäre und die sekundäre Presbyphagie.
Ab- und Umbauprozesse, die mit dem Älterwerden einhergehen, wirken sich auch auf den Schluckvorgang aus. Diese altersbedingten Organveränderungen können, müssen jedoch nicht zwangsläufig zu einer Schluckstörung, auch primäre Presbyphagie genannt, führen.
Altersspezifische Veränderungen sind u. a.

- Die Übertragungsgeschwindigkeit von Nervenimpulsen wird langsamer, wodurch der gesamte Schluckvorgang entsprechend länger dauert.
- Veränderungen des Kiefers und Verlust der Zähne schränken das Kauen ein.
- Geruchs- und Geschmacksempfinden nehmen ab (weniger Geschmacksknospen).
- Die Muskulatur verliert an Spannung, Kraft und Ausdauer. Dadurch muss z. B. der Bolus länger im Mund bearbeitet werden, nach dem Schlucken verbleiben oft Reste im Mund.
- Die Sensibilität in Mund, Rachen und Kehlkopf lässt nach, d. h. der Mensch spürt nicht mehr so gut, ob etwas im Mund ist, und Schutzreflexe wie Würgen und Husten sind eingeschränkt bzw. weniger kraftvoll.
- Die Elastizität des Bindegewebes lässt nach, wodurch sich u. a. der Kehlkopf beim Schlucken nicht mehr optimal anhebt, der Kehldeckel die Luftröhre nicht gut verschließt und dadurch eher Nahrung und Getränke in die Atemwege gelangen können. Zudem entspannt sich der obere Oesophagussphinkter (Speiseröhrenöffner) nicht ausreichend, d. h. die Speiseröhre öffnet sich

zu kurz und nicht weit genug, weshalb vermehrt Nahrung und Getränk im Rachenraum liegen bleiben.

- Der Schluckreflex wird später ausgelöst, d. h. der Bolus ist häufig noch bevor der Reflex erfolgt auf dem Weg in den Rachen.
- 74 % der älteren Bevölkerung muss bei einem Bolus mehrfach schlucken (Nielsson et al. 1996 zitiert nach Bartolome 2006).
- Der untere Oesophagussphinkter verschließt den Magen zur Speiseröhre hin. Im Alter schließt dieser allerdings nicht mehr so gut, d. h. es besteht ein höheres Risiko für Reflux. Dabei kann auch angesäuerter Speisebrei in die Atemwege gelangen.

Schluckstörungen, die als Folge von Erkrankungen entstehen, die überwiegend ältere Menschen betreffen (z. B. nach Schlaganfall, bei Morbus Parkinson, Demenzen, Kopf-Hals-Tumoren) werden als sekundäre Presbyphagien bezeichnet.

3.1 Symptome einer Schluckstörung

Die nachfolgend aufgeführten Symptome einer Schluckstörung können sowohl einzeln als auch in verschiedenen Kombinationen miteinander auftreten:

- Husten, Hüsteln, Räuspern vor allem beim Essen und/oder Trinken
- Vermeiden von Nahrungs-/Flüssigkeitsaufnahme (vor allem in der Öffentlichkeit)
- Nahrung/Flüssigkeit wird lange im Mund behalten, bevor geschluckt wird
- Haltungsänderung beim Schlucken – Kopfneigen nach vorne oder zur Seite
- Nahrung verbleibt im Mund oder in der Wangentasche z. B. durch fehlende Reflexauslösung oder Sensibilitätsstörungen
- Speichel oder Nahrung/Flüssigkeit fließen aus dem Mund
- Raue, heisere, belegte Stimme oder „gurgelnder" Stimmklang
- „Brodelnde" Atmung, es hört sich „verschleimt" an
- Fieberschübe mit unklarer Ursache.

3.2 Häufigste Folgen von Schluckstörungen bei älteren Menschen

- Gewichtsverlust durch unzureichende Zufuhr an wichtigen Nährstoffen
- Austrocknung (Exsikkose) durch unzureichende Flüssigkeitsaufnahme (hat häufig Verwirrtheit zur Folge)
- Lungenentzündung durch Aspiration von Nahrung und/oder Flüssigkeit über die Luftröhre in die Lunge
- Unzureichende Medikamenteneinnahme und -aufnahme.

3.3 Anzeichen für eine Aspirationspneumonie

- Temperaturerhöhung ohne sonstigen erkennbaren Grund
- „Brodelnde", gurgelnde Atmung – Patient hört sich verschleimt an
- Auffällige Stimme (gurgelnd, belegt)
- Beeinträchtigte Atmung.

> **Achtung**
> Wenn der Patient keinen Ton geben kann, also keine Stimme hat und nicht husten kann, erhöht sich die Gefahr, dass ihm Speichel und/oder Nahrung unbemerkt in die Lunge läuft (dies bezeichnet man als „stille Aspiration").

Anders gesagt:
Hustet ein Patient **nicht**, heißt dies noch lange nicht, dass er **nicht** aspiriert hat!

> 50 % der Patienten aspirieren ohne zu husten!
> Folglich ist es besonders wichtig, **täglich** auf Temperaturanstieg und Lungenfunktion zu achten.

4 Untersuchungen einer Schluckstörung

4.1 Klinische Untersuchung einer Schluckstörung (logopädisches Assessment)

Die klinische Untersuchung einer Schluckstörung wird von Logopäden durchgeführt.

Die klinische Untersuchung beinhaltet:

a) Den Austausch über schluckstörungsrelevante Informationen mit dem Arzt und der Pflegekraft = schluckstörungsbezogene Anamnese

- Schluckrelevante Erkrankungen wie Parkinson, MS, Schlaganfall usw.
- Temperaturkurve, Lungenbefund
- Auffälligkeiten beim Essen und Trinken, wie Husten und Räuspern
- Nahrungsreste im Mund
- Schlechte, undeutliche Artikulation
- Belegte, gurgelnde Stimme
- Verlängerte Nahrungsaufnahme usw.

b) Das Gespräch mit dem Patienten, ggf. auch mit den Angehörigen, über

- Eigenes Empfinden der Schluckschwierigkeiten wie z. B. „Ich muss immer husten, habe Kloßgefühl im Hals", usw.
- Bisheriges Essverhalten, z. B. konnten auch schon vorher bestimmte Speisen aufgrund eines Prothesenproblems nicht mehr gekaut werden und wurden daher gemieden?

- Wie lange bestehen die Schluckprobleme schon und haben sie sich in letzter Zeit verändert?
- Hat der Patient in letzter Zeit an Gewicht verloren? Wenn ja, in welchem Umfang?

c) Die Untersuchung der am Schluckvorgang beteiligten Strukturen

- Beobachtung von Kopf- und Körperhaltung
- Beurteilung der Motorik und Sensibilität im Kopf- und Halsbereich (Wangen, Lippen, Zunge, Gaumen)
- Beobachtung der Atmung

d) Schluckversuch

- Erfassen bzw. Kontrolle der Dauer der oralen Phase sowie der Reflexauslösung mit einhergehender Kehlkopfhebung durch den Schluckkontrollgriff (s. Kapitel 13.4)
- Beobachtung des Zusammenspiels der beteiligten Organe beim Speichelschlucken, beim Kauen, beim Bolustransport, bei der Reflextriggerung, beim Aspirationsschutz (z. B. Husten)
- Anwendung verschiedener Konsistenzen (flüssig, breiig, fest) und Mengen (schluckweise, Teelöffelmenge)
- Möglichkeiten des Patienten prüfen: Ist er in der Lage, selbstständig zu essen und zu trinken oder ist die Nahrungs-/Flüssigkeitsgabe nur mit Unterstützung (angereicht) möglich?

e) Diagnosestellung und Empfehlung

- Schweregrad der Schluckstörung nach klinischer Prüfung
- Nahrungsempfehlung: Karenz, Konsistenzen
- Empfehlung weiterführender Untersuchungen
- Logopädische Therapie nötig: Ja/Nein

4.2 Apparative Untersuchung einer Schluckstörung

Wenn man den Menschen von außen betrachtet, kann man vom tatsächlichen Schluckvorgang nur wenig sehen. Daher benötigt man apparative Methoden, um die genauere Ursache und Auswirkung einer Schluckstörung zu erkennen und zu beurteilen.

Zwei Möglichkeiten der klinischen apparativen Untersuchung stehen dabei zur Verfügung:

a) Die Videofluoroskopie

Bei der Videofluoroskopie erhält der Patient Nahrung und Flüssigkeiten, die mit einem Kontrastmittel angereichert sind. Während der Patient kaut und schluckt, werden zahlreiche Röntgenbilder von der Seite gemacht, die anschließend wie ein Film betrachtet werden können. Von der oralen Vorbereitungsphase bis zum Ende des Schluckaktes ist der gesamte Ablauf zu sehen. Man kann erkennen, ob, wann genau und wenn, wie viel der Patient aspiriert hat.
Die Videofluoroskopie wird an speziell ausgestatteten Kliniken mit entsprechendem Personal angeboten.

b) Die Endoskopie

Bei der Endoskopie wird ein sehr dünner Schlauch mit einer Kamera durch die Nase in den Rachen geführt. Sie ermöglicht den Blick von oben auf Rachen und Kehlkopf. Nach der Gabe von Nahrung oder Flüssigkeiten sieht man vor Auslösung des Schluckreflexes und nach Beendigung des Schluckvorgangs, ob und wo Reste verblieben sind.
Die Endoskopie wird ebenfalls in Kliniken, aber auch bei speziell ausgebildeten HNO-Ärzten durchgeführt. Sie ist in der Regel leichter verfügbar und kann sogar in der Einrichtung am Patientenbett durchgeführt werden.

Diagnostik und Therapie der Schluckstörungen erfordern eine enge interdisziplinäre Zusammenarbeit zwischen Ärzten, Pflegedienstleitung, Pflegekräften, Therapeuten, Diätassistenten, Psychologen und – falls vorhanden – dem Sozialdienst, mit einem spezifischen Fachwissen auf dem Gebiet der Dysphagiologie.

5 Durchführung eines Schluckversuchs durch das Pflegepersonal

Voraussetzung:

Der Patient muss mindestens **15 Minuten wach und ansprechbar** sein und **sitzen können.**

Vorbereitung für die Durchführung:

- Den Patienten am besten im Stuhl am Tisch in eine aufrechte Sitzhaltung mit leichter Kopfneigung nach vorne bringen (s. Abb. 8).
- Folgende Gegenstände bereithalten:
  1. Teelöffel und Glas mit weiter Öffnung mit Wasser ohne Kohlensäure
  2. Becher mit weiter Öffnung mit 50 ml Wasser ohne Kohlensäure, **kein** Schnabelbecher
  3. Löffelfest angedicktes Wasser oder kalten Fruchtbrei

Als sehr hilfreich hat sich in der täglichen praktischen Arbeit das Dysphagiescreening in Kartenform erwiesen. Das Dysphagiescreening in Kartenform erhalten Sie im Buchshop des Verlags unter ContentPlus. Weitere Informationen hierzu finden Sie auf der vorderen Umschlaginnenseite.
Auf den folgenden Seiten finden Sie neben den Karten eine detaillierte Erläuterung bzw. Anleitung zum Vorgehen.

Für die Arbeit mit den Karten am Bett:

- Karten ausschneiden und laminieren.
- Die ausgeschnittenen Karten in der angegebenen Reihenfolge anordnen.
- Alle Karten oben links lochen und zusammenbinden (evtl. am Pflegewagen befestigen).

5.1 Dysphagiescreening in Kartenform

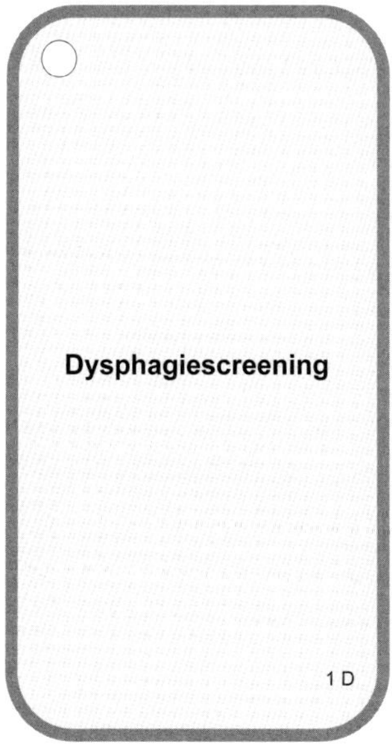

Temperatur täglich kontrollieren

Lungen-/Atemgeräusche beobachten

Lunge abhören lassen

2 D

Karte 2 D:
Auffälligkeiten bei den hier notierten Items können auf eine Aspiration hinweisen!

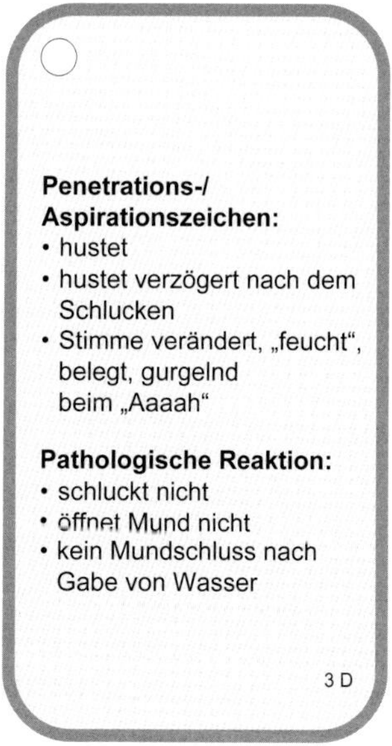

**Penetrations-/
Aspirationszeichen:**

- hustet
- hustet verzögert nach dem Schlucken
- Stimme verändert, „feucht“, belegt, gurgelnd beim „Aaaah“

Pathologische Reaktion:

- schluckt nicht
- öffnet Mund nicht
- kein Mundschluss nach Gabe von Wasser

3 D

Karte 3 D:
Hier werden Symptome für eine Penetration und/oder Aspiration sowie eine Reihe von möglichen pathologischen Reaktionen des Patienten während der Durchführung des Schluckversuches angegeben.

Ist Patient 15 Min. aufmerksam und wach? → **Ja**

Patient aufsetzen und Mund inspizieren:
- laut „ Aaaah“ sagen lassen
- Speichel schlucken lassen
- laut „ Aaaah“ sagen lassen

Penetration/Aspiration? Ja
→ orale Nahrungs- und Flüssigkeitskarenz/Mundpflege/ Logopädisches Assessment

Penetration/Aspiration? Nein

4 D

Karte 4 D:
Hier werden die Voraussetzungen und die Abklärung beschrieben, ob ein weiteres Vorgehen möglich ist. Zunächst wird geprüft, ob der Patient seinen eigenen Speichel schlucken kann. Klingt die Stimme vor – und/oder nach dem Speichelschlucken verändert (s. Karte 3 D), so wird das Screening beendet. Falls keine Zeichen von Penetration/Aspiration vorliegen, folgt die Gabe von Wasser, wie auf den folgenden Karten beschrieben.
Wird auf einer Karte die Frage: „Penetration/Aspiration?“ mit Ja beantwortet, endet an dieser Stelle die Untersuchung. Die weitere Vorgehensweise ist im direkten Anschluss auf der Karte beschrieben.
Wird die Frage: „Penetration/Aspiration?“ mit Nein beantwortet, wird die Untersuchung mit der nächsten Karte fortgesetzt.

3-mal einen Teelöffel Wasser geben:

- Finger über Kehlkopf platzieren und Schluckbewegung fühlen
- jeden Schluck beobachten
- laut „Aaah" sagen lassen

Penetration/Aspiration? Ja
→ orale Nahrungs- und Flüssigkeitskarenz, Mundpflege/Logopädisches Assessment

Penetration/Aspiration? Nein

5 D

Patient trinkt 50 ml Wasser aus einem Glas
(dauernd beobachten)

Penetration/Aspiration? Ja
→ orale Nahrungs- und Flüssigkeitskarenz, Mundpflege/Logopädisches Assessment

Penetration/Aspiration? Nein

6 D

Teelöffelweise Gabe von kaltem, cremig angedicktem Wasser

Penetration/Aspiration? Ja
→ orale Nahrungskarenz, Mundpflege/Logopädisches Assessment

Penetration/Aspiration? Nein

7 D

Beginn oraler Ernährung unter Beobachtung

Kostform:
Ernährungsstufe 2 bei Dysphagie

Bestehen keine Auffälligkeiten Kostaufbau entsprechend

a) dem Zahnstatus
b) den Essgewohnheiten und Vorlieben des Patienten

8 D

Karten 5 D bis 8 D:
Bei jeder dieser Karten ist auf die auf Karte 3 D notierten Penetrations- bzw. Aspirationszeichen zu achten.
Bestehen Penetrations-/Aspirationszeichen oder pathologische Reaktionen, sollte eine klinische Untersuchung (logopädisches Assessment, s. Kapitel 4.1) und ggfs. auch eine apparative Diagnostik (Kapitel 4.2) erfolgen.
Der Patient hat bis dahin **unbedingt Nahrungs- und Flüssigkeitskarenz.** Der behandelnde Arzt erhält eine Mitteilung und ordnet die entsprechende Verabreichung von Flüssigkeit, Nährstoffen und auf den Patienten abgestimmte Medikation an.

Procedere nach der Durchführung:

- Information an den Arzt über das Ergebnis: bei **Karenz** entsprechend Infusionstherapie indiziert.
- Logopäde zum logopädischen Assessment rufen, falls indiziert.
- Erlaubt es laut Arzt der Allgemeinzustand, Lungenbefund usw. des Patienten und konnte der Logopäde in den ersten 36 Stunden noch nicht zum logopädischen Assessment kommen, empfiehlt sich folgendes Vorgehen:
  - Beginnende Nahrungsaufnahme s. S. 61
  - Beginnende Flüssigkeitsaufnahme s. S. 68

Vorgehensweise und Ablauf im Gesamtüberblick: s. Flussdiagramm auf der folgenden Seite.

5.2 Flussdiagramm Dysphagiescreening für Pflegekräfte

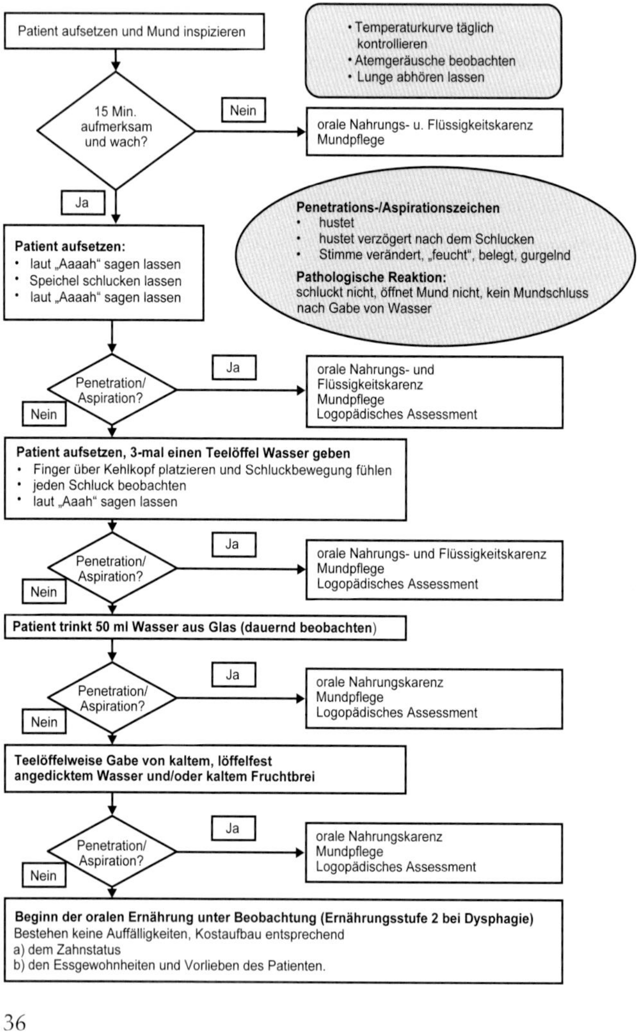

6 Therapeutische Ansätze

In der Dysphagietherapie gibt es unterschiedliche Therapieverfahren. Entsprechend dem Ergebnis des logopädischen Assessments wählt die Logopädin Übungen aus (s. Literaturverzeichnis). Hierzu gehören u. a. Maßnahmen, die im orofazialen und laryngealen Bereich die Motorik kräftigen und/oder die Sensorik verbessern, sowie Schlucktechniken und Haltungsmodifikationen, durch die Störungen des Schluckablaufs kompensiert werden können.
Auch die Nahrung kann entsprechend den Fähigkeiten des Patienten angepasst werden.
Eine solche Übungsbehandlung ist sinnvoll, wenn der Patient in den genannten Bereichen Einschränkungen hat und von seinem kognitiven, physischen und psychischen Zustand her gesehen in der Lage ist, entsprechend mitzuarbeiten.
Bei Menschen mit **kognitiv bedingter Dysphagie** liegen keine sensomotorischen Störungen vor, die mit restituierenden und kompensatorischen Maßnahmen zu behandeln wären (Heidler 2009). Stattdessen sind bei kognitiven Dysphagien höhere mentale Prozesse betroffen, die sich auf Gedächtnis, Aufmerksamkeit, Handlungsplanung, Handlungsorganisation u. a. auswirken. Entsprechend dieser Tatsache sind therapeutisch andere Interventionen notwendig, die im Folgenden detailliert dargestellt werden.

Therapierelevante Voraussetzungen sind:

- Logopädische Untersuchung (s. Kapitel 4.1 Klinische Untersuchung einer Schluckstörung)
- Optimale Lagerung und Vorbereitung für die Nahrungs-/Flüssigkeitsaufnahme (s. Kapitel 9.1)

Therapiebeginn:

Ess- und Trinkbegleitung durch die Logopädin

Die logopädische Therapie besteht in diesem Fall darin, Bedingungen für eine aspirationsfreie und entsprechend der Flüssigkeits- und Nährstoffmenge ausreichende Nahrungs- und Getränkeaufnahme für diese Patienten herauszuarbeiten, um das Ergebnis an den Personenkreis weiterzugeben, der für die Versorgung des Patienten zuständig ist. Das können die Pflegekräfte im Krankenhaus, im Seniorenheim oder die im häuslichen Umfeld pflegenden Angehörigen sein.

6.1 Therapieinhalte bei Dysphagie im Alter

6.1.1 Relevante Beobachtungen während der Ess- und Trinkbegleitung

Selbstständigkeit, Wachheit, Aufmerksamkeit bei der Nahrungs-/Getränkeaufnahme

- ☐ Ist der Patient in der Lage, selbstständig zu essen?
- ☐ Benötigt er wiederholte Aufforderungen?
- ☐ Bleibt er während der Dauer der Mahlzeit wach und ansprechbar (falls nicht: hohe Aspirationsgefahr!)?
- ☐ Kann er das Besteck adäquat benutzen? Und die Nahrung zerkleinern?
- ☐ Ist selbstständiges Trinken möglich?
- ☐ Ist bei Unselbstständigkeit eine behutsame Führung der Hand hilfreich?

Auffälligkeiten während des Schluckablaufs

- ☐ Wird die Nahrung verweigert?
- ☐ Kaut der Patient ausreichend lange?
- ☐ Bleibt die Nahrung im Mund liegen?
- ☐ Bedarf es einer Aufforderung zum Schlucken?

- ☐ Wie oft muss der Patient für einen Bolus schlucken?
- ☐ Verbleiben nach dem Schlucken Reste im Mund? Wenn ja, wo und in welcher Menge?
- ☐ Kann der Patient bei der selbstständigen Nahrungs-/Flüssigkeitsaufnahme den Bewegungsablauf so steuern, dass er Nahrung vom Löffel abnehmen oder die Lippen zur Aufnahme von Flüssigkeit formen kann?

Hilfsmittel

- ☐ Benötigt der Patient Klebematerial für den festen Sitz der Prothese oder ist eine Nahrungsaufnahme ohne Prothese die bessere Lösung?
- ☐ Sind ein Trinkbecher mit Nasenausschnitt (s. Abb. 10), ein Strohhalm, eine rutschfeste Unterlage usw. sinnvoll?

Medikamente

Da der Patient vor, zu oder nach den Mahlzeiten Medikamente einnehmen muss, sollten auch die Darreichungsformen des Medikaments auf die Problematik abgestimmt sein. Die folgenden Punkte müssen mit dem verordnenden Arzt besprochen werden, damit dieser das entsprechende Medikament in der für den Patienten möglichen Darreichungsform auswählt, ohne dass dessen Wirkung verloren geht.

- ☐ Ist die orale Medikamenteneinnahme möglich?
- ☐ Einnahme mit Flüssigkeit oder im Brei, Tabletten geteilt, gemörsert oder aufgelöst? (Die Broschüre „Medikamentengabe über Sonden" (B. Braun AG) enthält eine Tabelle über eine Anzahl von Arzneimitteln und mögliche Darreichungsformen auch ohne Sonde).

Kost- und Getränkeanpassung

- ☐ Welche Nahrungskonsistenz ist möglich (s. Stufenplan S. 55): flüssig, breiig, fest
- ☐ Welche Getränkekonsistenz ist möglich? Andickung der Getränke notwendig (s. Stufenplan S. 55)? Wenn ja, Menge des Andickungsmittels im Verhältnis zum Getränk festlegen.

- ☐ Mengenangabe: teelöffel-/esslöffel-/schluckweise
- ☐ Wie ist die sensorische Information? heiß, kalt, stark gewürzt, salzig, was spürt der Patient gut?
- ☐ Ist schleimbildende Nahrung (Milchprodukte) möglich?
- ☐ Vorlieben des Patienten? Eher süß, eher herzhaft, Lieblingsspeisen und -getränke, Abneigungen?

Kommunikation

Eine freundliche, ruhige Ansprache mit weicher sanfter Stimmgebung und Blickkontakt wirkt sich häufig positiv auf die Aufforderung zur Nahrungs- oder Getränkeaufnahme aus.

- ☐ Wie viel versteht der Patient? Wie komplex kann die Ansprache sein, um von ihm gut und korrekt verstanden zu werden? (Evtl. kurze Fragen, die mit „ja" oder „nein" beantwortet werden können; auf Höreinschränkungen achten!)
- ☐ Sind Gesten, wie z. B. Zeigen auf den Teller, das Besteck etc., hilfreich?

Die gewonnenen Informationen aus den oben genannten Bereichen werden dokumentiert, dem Arzt mitgeteilt und an die Pflegekräfte weitergegeben, die für die Nahrungs- und Getränkeaufnahme des Patienten zuständig sind.

6.1.2 Mengenkontrollen

- ☐ In Absprache mit dem Arzt und der Pflegefachkraft werden Mengenkontrollen durchgeführt (Ernährungs- und Trinkprotokoll s. S. 67 bzw. 77).
- ☐ In Zusammenarbeit mit der Pflegefachkraft und der Ernährungsberaterin oder Diätassistentin werden Menge und Konsistenz hochkalorischer Nahrung und Getränke festgelegt.

Die Dokumentation der oralen Aufnahme gibt dem Team die wichtige Information, ob der Patient ausreichend mit Nährstoffen und Flüssigkeit versorgt wird oder ob eine teilweise oder komplette Nahrungs-/Flüssigkeitsgabe über eine Sonde in Erwägung gezogen werden muss.

6.1.3 Karenz

Bei indizierter Nahrungs- und/oder Getränkekarenz, z. B. bei stark reduziertem Allgemeinzustand und/oder schwerer Schluckstörung, erfolgt eine engmaschige Kontrolle und Dokumentation in Absprache mit dem Arzt und den Pflegekräften.

6.1.4 Angehörige

- ☐ Beratung der betreuenden, pflegenden Angehörigen über Lagerung, bedarfsdeckende Ernährung, Nahrungskonsistenz, Unterstützung bei der Nahrungsaufnahme, Herstellen des optimalen Grades der Andickung bei Flüssigkeiten, Umgang mit dem Betroffenen usw.

6.1.5 Kontrolle

Hat sich der Allgemeinzustand des Patienten verbessert, erfolgt nach Rücksprache mit dem Arzt, dem pflegerischen und therapeutischen Team die erneute Ess- und Trinkbegleitung ggfs. mit Kost- und Getränkeanpassung.
Ist das Optimum der therapeutischen Interventionen erreicht, steht eine Verlegung oder Entlassung bevor, werden die Ergebnisse im logopädischen Abschlussbefund (s. S. 78) dokumentiert.

7 Patientenbesprechung im geriatrischen Team bezüglich Presbyphagien

Von großer Bedeutung ist eine gute und regelmäßige Zusammenarbeit und Kommunikation zwischen Arzt, Pflegepersonal und Therapeuten. Von den verschiedenen Fachdisziplinen sollten u. a. folgende Informationen in das Team einfließen:

Arzt:
- → evtl. akut aufgetretenes Ereignis
- → Grunderkrankungen des Patienten
- → Allgemeinzustand des Patienten
- → vorgesehene Untersuchungen
- → Medikation

Pflegekraft:
- → Schlaf-Wach-Rhythmus des Patienten
- → Wachheit über den Tag
- → Mobilität: bettlägerig, rollstuhlmobil, selbstständiges Sitzen, Stehen, Gehen mit/ohne Hilfsmittel
- → Selbstständigkeit bei der Mundhygiene, beim Prothesenhandling
- → Ergebnis des Dysphagiescreenings
- → Auffälligkeiten bei Nahrungs- bzw. Getränkeaufnahme: kein Appetit, hustet häufig, trinkt wenig, behält Nahrung im Mund und schluckt nicht

Therapeut:
- → Ergebnis der klinischen Untersuchung
- → Erläuterung der therapeutischen Maßnahmen nach klinischer Untersuchung (s. Kapitel 4.1)
- → Empfehlungen nach Durchführung einer Ess-/Trinkbegleitung mithilfe der Angaben im Kapitel 6.1

Sollte sich der Zustand des Patienten verändern, sollte eine kurze Absprache zwischen den Mitgliedern des Teams erfolgen. Fragestellungen, die hier z. B. auftreten können, sind:

→ Der Patient ist morgens immer sehr lange schläfrig – welche Medikation sollte durchgeführt werden? Kann/Muss die Medikation geändert werden?
→ Der Patient ist wacher und kräftiger – ist Mobilisation in den Stuhl zur Nahrungsaufnahme möglich?
→ Die Konsistenz der Nahrung wird durchgehend gut geschluckt – Ist eine Steigerung möglich?
→ Kann die Andickung des Getränks reduziert werden?
→ Der Patient isst insgesamt zu wenig – sollte zusätzlich hochkalorische Nahrung gegeben werden?
→ Der Zustand des Patienten verschlechtert sich – Ist eine Karenz notwendig? Ist eine Sondenanlage notwendig?

Ziel ist es, für den Betroffenen die bestmögliche Nahrungs- und Getränkeaufnahme zu finden und diese zu stabilisieren. Aufgrund dieser Erkenntnisse können Angehörige und/oder „Mitpflegende" angeleitet werden. Somit kann die Nahrungs- und Getränkeaufnahme wieder zu einer besseren Lebensqualität für den Patienten und auch seiner Angehörigen führen.

8 Karenz und Sondenernährung

Bei bestehenden Anzeichen für eine Aspirationspneumonie durch eine schwere Schluckstörung oder bei einem stark reduzierten Allgemeinzustand, z. B. eingeschränkter Vigilanz, ist eine orale Nahrungs- und/oder Getränkekarenz indiziert.
Durch chronische Mundatmung, Unterbleiben der Kaubewegung und anderen Ursachen, die zur Mundtrockenheit bei älteren Menschen führen, entsteht eine Austrocknung der Schleimhäute in Mund und Rachen mit Borkenbildung und Anstieg der Keimzahl.
Aus diesem Grund und für ein gesteigertes Wohlbefinden des Patienten ist es gerade bei karenten Patienten besonders wichtig, eine engmaschige Mundpflege durchzuführen. Das Lutschen an feuchten Watteträgern (am besten gekühlt) oder kleinen Eiswürfelstückchen regt die Speichelproduktion an und bedeutet durch die geringe Flüssigkeitsmenge keine größere Beeinträchtigung für die Lunge.

Der Ernährungszustand des Patienten sollte genauestens überwacht werden. Eine schon bestehende oder drohende Mangelernährung stellen Indikationen für eine Ernährung über orale Supplemente = hochkalorische Nahrung (im Fall einer Karenz nicht indiziert) oder über eine Sondenanlage dar.

Enterale Ernährung über eine Sonde

Entsprechend der Leitlinie für Enterale Ernährung der Deutschen Gesellschaft für Ernährungsmedizin (DGEM) und der Deutschen Gesellschaft für Geriatrie (DGG) (2004) muss die Entscheidung für eine Ernährung über eine Sonde immer individuell unter Berücksichtigung des Patientenwillens, entsprechend dem Krankheitsgrad und der Prognose nach umfassender Beratung des Patienten und der Angehörigen/Betreuungspersonen durch den behandelnden Arzt getroffen werden.

In der auf S. 44 angeführten Leitlinie sind folgende Argumente für eine Sondenanlage aufgeführt: Bei plötzlich auftretenden neurologisch bedingten Schluckstörungen (z. B. nach Schlaganfall) ist eine Sondenanlage eindeutig indiziert. Ist die Notwendigkeit einer enteralen Ernährung über die Sonde von länger als 14 Tagen abzusehen, ist die Anlage einer PEG (perkutane endoskopische Gastrostomie) einer nasogastralen Sonde vorzuziehen.
Auch bei schweren Depressionen ist zur Überbrückung der Phase der schweren Antriebs- und Essstörung eine Sondenernährung empfohlen.
Nicht indiziert ist Sondenernährung dagegen in finalen Krankheitsstadien einschließlich finalen Stadien der Demenz sowie zur Pflegeerleichterung, Zeitersparnis oder Entlastung des Pflegeheims oder pflegender Angehörigen.
Die Verlängerung der Lebenszeit bei geriatrischen Patienten durch Gabe von oralen Supplementen (hochkalorischer Nahrung) ist durch Studien gesichert. Bei Patienten, die aufgrund der Schwere ihrer Erkrankung eine enterale Ernährung über eine Sonde benötigen, ist lt. Leitlinie die Verlängerung der Lebenszeit nicht gesichert. Auch eine Verbesserung der Lebensqualität durch enterale Ernährung kann nicht festgestellt werden (DGEM und DGG 2004, de Ridder 2008).

9 Bausteine für eine schluckstörungsorientierte Ess- und Trinkbegleitung

9.1 Lagerung

Optimal zur Ess- und Trinkbegleitung ist für den Patienten immer das Sitzen am Tisch.

Wichtig ist:

- gute Beckenaufrichtung,
- Kopf leicht nach vorne geneigt,
- **im Bett**: Oberkörper 75° aufgerichtet, Knie angewinkelt,
- **im Sitzen**: Beine hüftbreit auseinander gestellt, Füße haben Bodenkontakt.

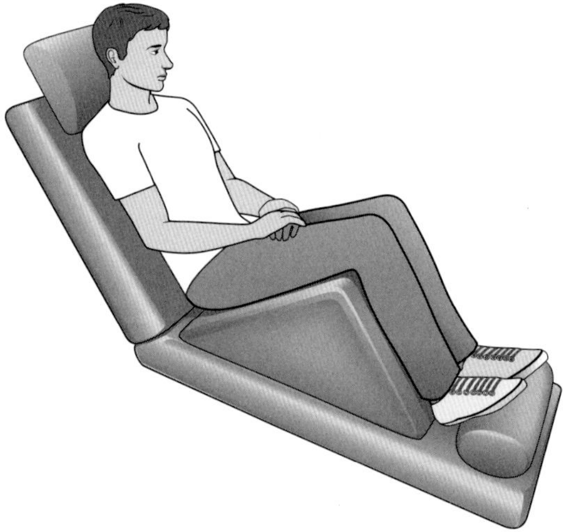

Abb. 7: Bett in Schräglage (75°)

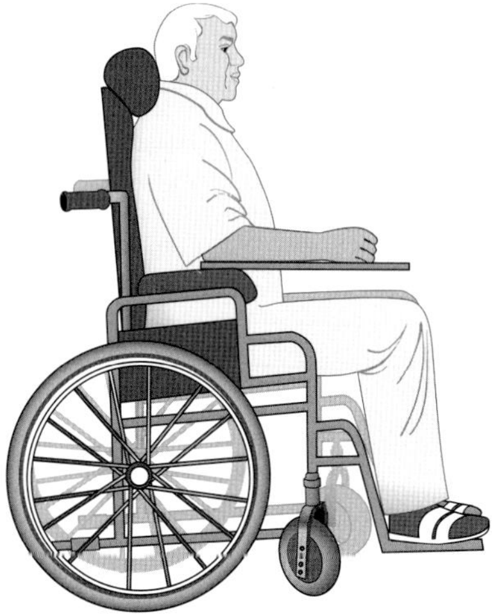

Abb. 8: Im Rollstuhl, Seitenansicht

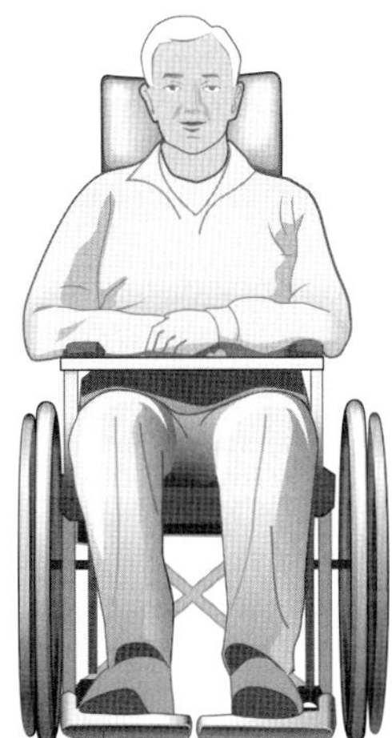

Abb. 9: Im Rollstuhl, Frontansicht

9.2 Mundpflege

„Im Mund eines Menschen befinden sich im Normalfall über 300 Bakterien auf Zunge, Zähnen und Schleimhäuten" (Schmidt 2009, S. 668–670). Eine ausreichende Menge an Speichel sorgt u. a. für Feuchtigkeit in der Mundhöhle, für das Herauslösen der Geschmacksstoffe aus der Nahrung, das Benetzen und Gleitfähigmachen der Speisen. Dies alles ist für einen reibungslosen Schluckablauf von großer Bedeutung. Darüber hinaus enthält Speichel bakterizide Bestandteile, die dafür sorgen, dass die Keimzahl in der Mundhöhle auf einem physiologischen Niveau gehalten wird.
Alte und multimorbide Menschen leiden in der Regel selten unter zu viel Speichel (Hypersalivation) sondern eher an zu wenig Speichel (Hyposalivation). Dadurch entsteht eine Xerostomie (Mundtrockenheit), die wiederum weitreichende Folgen hat.

Einige Ursachen für Mundtrockenheit bei älteren Menschen:

- Fehlendes Durstgefühl – häufig trinken ältere Menschen zu wenig
- Verminderte Kautätigkeit bei schlecht sitzendem Zahnersatz
- Schmerzhafte Mundschleimhaut – und Zahnerkrankungen
- Medikamente mit nachgewiesener xerogener Nebenwirkung sind u. a. die Antihistaminika, die Antiallergika, die Antiparkinsonmittel, die Antihypertonika und die Zytostatika (Stratmann & Mokrys 2000)
- Chronische Mundatmung führt durch die Verdunstung des Speichels und der Austrocknung der Mundschleimhaut zu einer sog. sekundären Xerostomie (Stratmann & Mokrys 2000)

Schluck- und aspirationsrelevante Folgen von zu wenig Speichel:

- Schluckbeschwerden beim Leerschlucken
- Kau- und Schluckbeschwerden beim Verzehr trockener Nahrung
- Verbleiben von weichen Zahnbelägen aus Nahrungsrückständen und Bakterien durch fehlende orale Reinigungs- bzw. Spülwirkung des Speichels
- Störung des ökologischen Gleichgewichts in der Mundhöhle, Steigerung der Keimzahl, Entstehung von sekundären bakteri-

ellen, viralen und mykotischen Schleimhautinfektionen (Stratmann & Mokrys 2000)

Wird von dem verbliebenen Speichel mit stark erhöhter Keimzahl aspiriert, so erhöht sich das Risiko, dass auch Rachen (Pharyngitis), Kehlkopf (Laryngitis) und die Lunge (Pneumonie) infiziert werden.
Untersuchungen haben ergeben, dass qualifizierte Mundpflege dazu beiträgt, die Pneumonierate bei älteren Menschen und deren Sterberate an der Erkrankung zu reduzieren (Yoneyama et al. 2002; Bassim et al. 2008 zitiert nach Schmidt 2009).
Außerdem wurde in einer weiteren Untersuchung aus den USA festgestellt, dass intensive Mundpflege den Schluck- und Hustenreflex bei älteren Pflegeheimbewohnern positiv stimuliert, was wiederum die Pneumonierate senkt (Watando et al. 2004 zitiert nach Schmidt 2009).

Vor einem Schluckversuch sollte man sich daher zuerst ein Bild über den Zustand des Mundinnenraums machen. Selbstverständlich ist es dabei, dass der Behandler Handschuhe und evtl. einen Mundschutz trägt.

Vorschläge zur Mundpflege – Voraussetzungen

Vor der Inspektion und Reinigung von Lippen und Mundinnenraum sollte durch Berühren von Lippen, Zähnen oder Zahnfleisch mit einer zusammengerollten Mullkompresse geprüft werden, ob der Patient einen Beißreflex hat. Ist ein Beißreflex vorhanden, sollte eine logopädische Behandlung zur Reflexhemmung erfolgen.

Material:

Eisstückchen, 1 Becher Wasser, evtl. Kamillentee, Mullkompressen, weiche Zahnbürste mit Kurzkopf, Fingerling mit Bürste (z. B. Fa. Mollis, s. S. 91), Zungenbürste oder DENTips (Schaumstofftupfer z. B. Medika-Medizintechnik, Lieferantenanschriften s. S. 91).

Durchführung:

1. Ist der Patient wach und ansprechbar, kann man zunächst kleine Eisstückchen zur Befeuchtung der Mundschleimhaut lutschen lassen. Dadurch werden zähe Krusten aufgeweicht.
2. Dann den Kiefer des Patienten mit dem Kieferkontrollgriff halten (s. S. 83), um eine optimale Mundöffnung, einen Mundschluss und eine Stabilisierung des Unterkiefers zu erzielen.
3. Mundschleimhaut, Zunge und Zähne mit Fingerling (z. B. Fa. Mollis, s. S. 91), weicher Zahnbürste mit kurzem Kopf (Kinderzahnbürste), DENTips (z. B. Medika-Medizintechnik, s. S. 91) und die Zunge mit einer Zungenbürste reinigen. Dazu ausschließlich Wasser verwenden.
4. Größere Krusten und Borken mit einer um den Finger gewickelten (in Wasser oder Kamillentee getränkten) Mullkompresse entfernen.
5. Den Patienten zwischendurch schmatzen/kauen, ausspucken oder schmatzen/kauen und schlucken lassen, damit die Benetzung mit Speichel und damit die körpereigene Mundreinigung in Gang kommt.
6. Erst dann Zahncreme verwenden, wenn der Patient in der Lage ist, den Mund zu spülen und auszuspucken.
7. Auf Soorbefall achten, evtl. ist eine medikamentöse Behandlung nötig.
8. Nach der Reinigung kann auch mit „künstlichem Speichel" der Mundinnenraum befeuchtet werden.
9. Pflege der Schleimhaut mit:
   - Panthenol-Lösung
   - Rosenhonig (nicht bei Soor!) → wenn sehr borkig
   - Butter → wenn borkig
10. Zahnprothesen sollten täglich aus dem Mund genommen und gründlich gereinigt werden – **möglichst nach jeder Hauptmahlzeit** (nicht nur in Wasser legen!), da sich sonst durch die Essensreste eine explosionsartige Vermehrung von Keimen ergibt, die mit dem Speichel geschluckt werden und sich so im Körper, auch in der Lunge, ansiedeln können.

Wird die Prothese nachts nicht getragen, sollte sie gereinigt und **trocken** aufbewahrt werden. Prothesen können trotz ihrer Größe geschluckt werden, d. h. der feste Sitz einer Prothese muss geprüft werden, gegebenenfalls müssen Klebeprodukte verwendet werden. Gibt es keine Möglichkeit, eine Prothese zu befestigen, ist es sinnvoller, die Nahrung auf ein Essen ohne Prothese auszurichten.

9.3 Anpassung der Nahrungs- und Getränkebeschaffenheit

Die Nahrungsmittel und die Getränke sollten möglichst optimal an die Fähigkeiten des schluckgestörten Menschen angepasst sein.
Wie schon im Kapitel 3 angedeutet, dauert die orale Phase im Alter meist länger. Es kann schlechter gekaut werden und der Schluckreflex wird später ausgelöst. Der Bolus wird im Mund weiter hinten platziert und rutscht so häufiger **vor** der Auslösung des Reflexes in den Rachen. Daher ist breiige Kost, die nicht zerkleinert werden muss und langsam gleitet, eine leicht zu schluckende Kostform für ältere Menschen (s. Ernährungsstufen bei Schluckstörung, **Stufe 2**, Kapitel 9.5).
Mischungen von fester und flüssiger Nahrung, wie Nudelgerichte mit Soße oder Reissuppe, sind schwer zu schlucken, da der Patient oft noch kaut, während die Flüssigkeit schon in den Rachen läuft. Krümelige Nahrung (wie Kekse) und faserige Nahrung (wie Rindfleisch oder Spargel) sind zum einen schwer breiig zu kauen und bleiben zum anderen gerne in den Zahnzwischenräumen oder im Rachen hängen.
Da viele ältere Menschen unter einer erheblich eingeschränkten Speichelproduktion leiden, u. a. auch aufgrund von Medikamenten, kann je nach Zahnstatus eine **weich gekochte Kost** (s. Ernährungsstufen bei Schluckstörung, **Stufe 3 und 4**, Kapitel 9.5) die optimale Nahrungszubereitung sein. Je nach Zustand des Patienten und Ausprägung der Schluckbeeinträchtigung ist ein Kostaufbau von Koststufe 1 bis 4 bis hin zur Normalkost möglich.

Ältere Menschen haben häufig wenig Appetit, da durch die Verminderung des Geschmacks- und Geruchsempfindens alles „wie Papier" schmeckt. Fragen Sie den Patienten nach seinen Vorlieben

– Frühstück muss nicht immer Marmelade, sondern kann auch kräftig geräucherte Mettwurst sein.
Besser ist ein in Kaffee eingeweichtes Brot ohne Rinde, das sich mühelos zu einem homogenen Brei kauen lässt, als jeden Morgen nur Griesbrei. Der Geschmack von Speisen lässt sich mühelos mit Gewürzen verstärken; auch bei Getränken kann man geschmacksintensive Getränke wie z. B. Kaffee wählen.

Flüssigkeiten sind für die meisten schluckgestörten Menschen besonders problematisch. Der Ablauf des Schluckreflexes ist gegenüber der hohen Fließgeschwindigkeit des Getränks zu langsam. Hier helfen ein Andicken des Getränks und die Wahl des geeigneten Gefäßes. Zum Andicken eines Getränks eignen sich besonders Säfte, die von Natur aus schon eine gewisse Sämigkeit haben, wie z. B. Birnen-, Pfirsich-, Aprikosen- oder Bananensaft. Die Säfte sollten zu 2/3 mit stillem Wasser verquirlt und dann mit der Menge Andickungsmittel zubereitet werden, die der Patient benötigt (wird von der Logopädin festgelegt).

Ist der Patient **Diabetiker**, muss der Zuckergehalt beachtet werden. Bei längerem Stehen des Getränks kann sich die Beschaffenheit ändern. Es muss unter Umständen nachgebessert oder umgerührt werden.

9.4 Wirkungsweise Schnabelbecher – Schluckbecher

Ein Ernährungs- und Getränkestufenplan für Schluckstörungen erleichtert es der Küche, angepasste Kost zuzubereiten und bietet eine optimale Verständigung über die patientenspezifische Kostform zwischen Küche, Pflegepersonal, Ärzten und Therapeuten (s. Kapitel 9.5/9.6).

Geeignete Trinkgefäße haben am oberen Rand eine weite Öffnung oder einen Ausschnitt für die Nase, damit die für die Getränkeaufnahme günstige Neigung des Kopfs nach vorne unten gewährleistet ist.

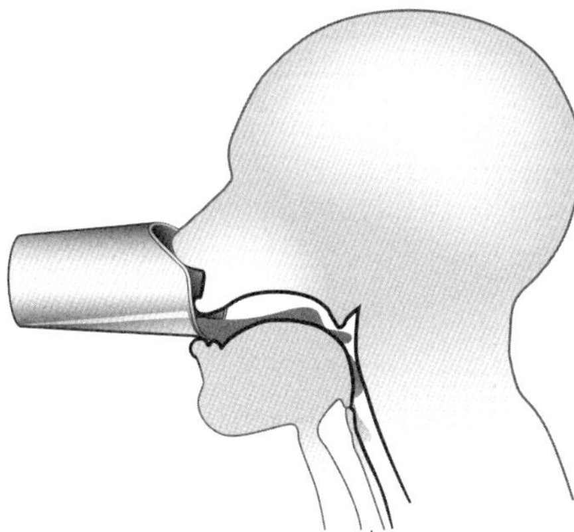

Abb. 10: Luftröhre geschützt

- Nase passt mit in den Becher
- Kippen des Kopfes nach hinten nicht nötig

Die weitverbreiteten Schnabelbecher erfordern bei der Flüssigkeitsaufnahme eine ungünstige Kopfhaltung. Außerdem ergibt sich beim Schnabelbecher eine beschleunigte Fließgeschwindigkeit, die Menge ist schwer dosierbar und die Flüssigkeit kommt durch den Schnabel weit nach hinten in den Mund. Dadurch entsteht die Wirkungsweise eines Trichters, d. h. **Schnabelbecher unbedingt meiden.**

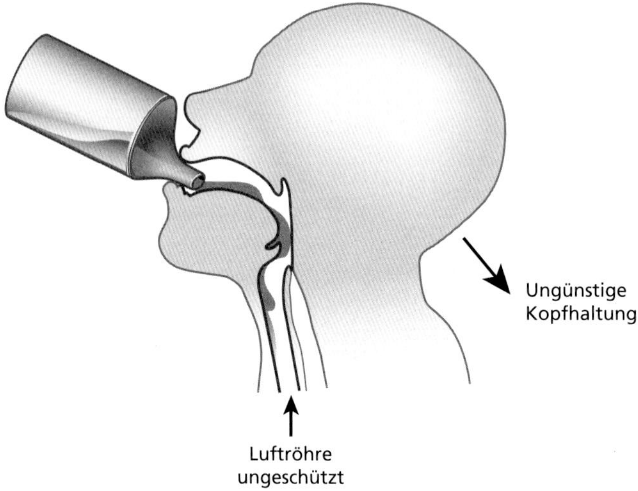

Abb. 11: Luftröhre ungeschützt

9.5 Ernährungs- und Flüssigkeitsstufen bei Schluckstörungen

Ernährungsstufen 1 und 2

Stufe	Stufe 1	Stufe 2
Wichtig	• Feinst pürierter homogener Brei, evtl. gesiebt • Glatt und faserfrei • Erfüllt **nicht** die ernährungsphysiologischen Anforderungen zur Energie- und Nährstoffbedarfdeckung, d. h. **Zusatzkost** (hochkalorisch) oder Sondennahrung muss zusätzlich gegeben werden	• Alle Speisen aus Stufe 1, breiig, im Mixer püriert • Bei ausreichender Menge und sorgfältiger Auswahl kann der Energie- und Nährstoffbedarf gedeckt werden
Empfehlungen	• **Obst:** gekocht oder roh, fein püriert und gesiebt, ohne Schale und Kerne: Apfel, Birne, Pfirsich, Aprikose und Banane • **Gemüse:** gekocht, fein püriert und gesiebt: Kartoffelpüree, Möhren, Blumenkohl, Kohlrabi, Zucchini • **Fleisch:** püriertes und gesiebtes Kalb-, Hühner-, Schweine-, Putenfleisch evtl. mit dicker Soße • **Sonstiges:** Joghurt ohne Stücke, Quark cremig mit Milch oder Joghurt angereichert; Pudding, Mousse, Götterspeise ohne Fruchtstücke, feiner Griesbrei	• **Obst:** gekocht oder roh, püriert oder gerieben, ohne Schale und Kerne, **Obstsorten s. Stufe 1** • **Gemüse:** gekocht und püriert, **Gemüsesorten s. Stufe 1 und auch:** Spinat, Fenchel, Sellerie, Wirsing, Wachsbohnen • **Fleisch:** püriertes Kalb-, Hühner-, Schweine-, Putenfleisch evtl. mit sämiger Bratensoße vermischt; püriertes Würstchen ohne Haut und pürierter Hackbraten ohne Kruste • **Fisch:** gedünstet und püriert • **Sonstiges:** gekochte Kartoffelknödel, Gnocchi, weiche Polenta, Schmelzflocken • **Kuchen:** glatt, feucht, ohne Boden z. B. Käsekuchen ohne Boden
Ungeeignete Nahrungsmittel	• Körnige, faserige, klebrige, krosse Nahrungsmittel • Mischbeschaffenheit = fest in flüssig, wie Nudelsuppe • **Obst: keine** Zitrusfrüchte, Trauben, Beeren, Rosinen, **kein** Rhabarber • **Gemüse: kein** Kraut, Kohl (Ausnahme: Wirsing), faseriges Gemüse (Spargel, Bohnen), Salat, Mischgemüse, Rohkost, **keine** Hülsenfrüchte mit hohem Schalenanteil • **Fleisch: kein** zähes, faseriges Fleisch, **kein** Wurstsalat, **kein** roher Schinken oder Salami, **keine** Panade an Fleisch oder Fisch • **Sonstiges: kein** Brot, Müsli, Reis, Krokant, Kokos, **keine** Kekse, Streusel, Graupen, Nüsse oder Brösel, **keine** Dekoration, **keine** Kräuter	

Ernährungsstufen 3 und 4

Stufe	Stufe 3	Stufe 4
Wichtig	• Alle Speisen aus Stufe 1 und 2 • Weiche und stückige Nahrungsmittel, die sich mit der Zunge zerdrücken lassen • Bei ausreichender Menge und ausgewogener Auswahl kann der Energie- und Nährstoffbedarf gedeckt werden	• Alle Speisen aus Stufe 1, 2 und 3, halbweiche und feste Nahrungsbestandteile, leicht zu kauen
Empfehlungen	• **Obst: s. Stufe 1 und 2** • **Kompott:** ohne Saft, ohne Kerne und Schalen, sehr weiches Frischobst, entkernt und geschält, wie z. B. reife Banane, Pfirsich, Papaya, Apfel, Erdbeeren, Melone, Birne • **Gemüse: s. Stufe 1 und 2**; kleinstückiges, weich gekochtes Gemüse, wie z. B. Möhren, Blumenkohl, Brokkoli, Kohlrabi, Zucchini, Schwarzwurzeln, Rote Bete, Kürbis, Kartoffeln, Gurkenfleisch (ohne Schale und Kerne), Tomaten ohne Haut und Kerne • **Fleisch:** weiches Kalb-, Schweine-, Geflügelfleisch, Leberknödel, Hackbraten ohne Kruste, Fleischklopse, Würstchen ohne Haut und Leberkäse, feine Leberwurst, Teewurst oder Pastete • **Fisch:** Filet oder Kochfisch ohne Gräten • **Sonstiges:** Weiß- und Mischbrot mit weicher Rinde oder ohne Rinde, weiches Ei, Rührei ohne Kruste, Eierstich • **Streichbelag:** Frischkäse, Quark, Schmelzkäse, Butter, Margarine, Honig oder Nougatcreme, Fruchtgelee, Marmelade ohne Kerne • Hefeklöße, Hefekuchen, Reisbrei sehr weich gekocht, Nudeln gut gequollen	• **Obst: s. Stufe 1, 2 und 3** • Alle eingemachten Früchte und Zitrusfrüchte • **Gemüse: s. Stufe 1, 2 und 3**; Pilze, Rosenkohl, Kartoffeln schwach geröstet und Kartoffelgratin ohne Kruste • **Fleisch/Fisch:** weiches Fleisch oder gedünsteten Fisch ohne harte Kruste gebraten; Wurstaufschnitt ohne Stücke • **Sonstiges:** Nudeln weich gekocht, Spätzle, Semmel- oder Kartoffelknödel und weich gekochter Reis • Brot ohne Körner und weiche Brötchen • Kartoffelsalat, Camembert, glatter, weicher Schnittkäse • Sahne-/Cremetorten

Ungeeignete Nahrungsmittel	• Grobkörnig, krümelig, krustig, zäh, faserig, klebrig • **Keine** Mischbeschaffenheiten • **Obst: keine** Zitrusfrüchte, Trauben, Ananas, Rhabarber, Beeren, **kein** Obst mit Haut und Kernen • **Gemüse: kein** Spargel, Lauch, Kohl, Mischgemüse, Mais, **keine** Blattsalate, Rohkost, Hülsenfrüchte mit hohem Schalenanteil • **Fleisch/Fisch: kein** trockenes Fleisch (Wild), zähes Fleisch (Rind), krümelige Zubereitung (Haschee oder Bolognese), **nichts** mit Panade oder Kruste (Fischstäbchen, **kein** trockener faseriger Fisch) **keine** Haut und Gräten (Sardinen) • **Sonstiges: kein** krosses Brötchen, **kein** getoastetes Brot, **kein** Brot mit Schrot und Körnern, **keine** Fadennudeln, Spaghetti und Buchstabennudeln, **keine** grobe Leberwurst oder Wurst/Käse mit Stücken (z. B. Pfefferkäse)	• Grobkörnig, krustig, klebrig, zäh • **Keine** Mischbeschaffenheiten • **Obst:** Beeren • **Gemüse: keine** Rohkost (rohe Karotten oder Krautsalat) • **Fleisch/Fisch: kein** trockenes (Wild) oder zähes (Rind) Fleisch, **kein** panierter oder krustig gebratener Fisch, **kein** paniertes Fleisch • **Keine** Lebensmittel mit unvermahlenen Körnern und hohem Schalenanteil

Flüssigkeitsstufen (Getränke, Suppen, Soßen)

Diese Stufen sind von den Ernährungsstufen **unabhängig**.

Stufe	Stufe C	Stufe S	Stufe N	Möglichkeiten der Andickung	Empfehlungen
Beschaffenheit	cremig	sirupartig	normal	• Andickungsmittel aus der Apotheke für schmackhafte Flüssigkeiten • Gelatine, Kartoffelstärke, Johannisbrotkernmehl, verschiedene Mehlsorten • pürierte Kartoffeln unterrühren • Früchtebrei entsprechend verdünnen	• Becher mit großer Öffnung • kalte Getränke

9.6 Hochkalorische Nahrung

35–36 % der Senioren in stationären Einrichtungen erreichten in einer Studie der DGE (Deutsche Gesellschaft für Ernährung) die empfohlene tägliche Proteinzufuhr nicht (DGE 2008).
Durch orale Supplementierung (hochkalorische Nahrung) lässt sich der Ernährungszustand von Alterspatienten erhalten bzw. verbessern und wird daher empfohlen. „Orale Supplemente verkürzen die Krankenhausverweildauer bei geriatrischen Patienten mit manifester oder drohender Mangelernährung und verbessern in der Gesamtgruppe die Lebenserwartung" (Deutsche Gesellschaft für Ernährungsmedizin und Deutsche Gesellschaft für Geriatrie 2004, S. 204).
Unterernährte Schlaganfallpatienten entwickeln laut einer Studie im Vergleich zu Patienten mit normalem Ernährungsstatus häufiger Pneumonien und andere Infektionen, gastrointestinale Blutungen und Dekubitalgeschwüre.
„Schlaganfallpatienten, bei denen eine perorale Nahrungsaufnahme möglich ist und ein Risiko für Mangelernährung oder ein Risiko für Dekubitalgeschwüre festgestellt wurde, sollten Trinknahrung erhalten" (Deutsche Gesellschaft für Ernährungsmedizin und Deutsche Gesellschaft für Geriatrie 2004, Punkt 2).
Hochkalorische Nahrung gibt es meist als Trinknahrung. Für schluckgestörte Patienten kann diese angedickt oder eingefroren und leicht angetaut als Eis gereicht werden. Alternativ gibt es hochkalorische und proteinreiche Cremespeisen (puddingartig) sowie Fertigmahlzeiten in pürierter Form.
Hochkalorische Nahrung sollte, wenn möglich, nicht ausschließlich sondern zusätzlich gegeben werden. Die normale Kost kann ebenfalls eiweißreich und/oder kalorienreich zubereitet werden. Zum Beispiel können Breie, Soßen und Suppen anstatt mit Milch oder Wasser **mit Sahne** verfeinert werden (Borasio/Husemeyer 2004).

9.7 Anreichen von Nahrung und Getränken

- Nahrung in geeigneter Konsistenz, geeignetes Trinkgefäß mit entsprechend angedicktem Getränk und Besteck für große und kleine Mengen bereithalten.
- Patient in optimale Sitzhaltung bringen.
- **Prothesensitz** kontrollieren, Patient **Brille** aufsetzen, damit er das Essen sehen kann, **Hörgeräte** einsetzen, damit Kommunikation möglich ist.
- Über das Essen **sprechen** („heute gibt es…") und den Patienten am Essen **riechen** lassen. Dies regt die Speichelproduktion an.
- Konzentration auf das Schlucken, **keine Ablenkung** (Radio, Fernsehen). Unterhaltung erst, wenn es sicher ist, dass der Mund leer ist.
- Nahrung und Getränk von **vorne unten** anbieten, d. h. bei bettlägerigen Patienten auf die Bettdecke vor den Patienten stellen oder den Nachttisch direkt vor den Patienten platzieren.
- Den Patienten möglichst selbst essen und trinken lassen, ihn jedoch beobachten, um z. B. die Menge zu sehen, die der Patient in den Mund nimmt.
- Wird die Nahrung angereicht, **nicht** von oben geben, um zu vermeiden, dass der Patient eine ungünstige Kopfhaltung einnimmt.
- **Druck mit dem gefüllten Löffel auf die Zunge** gibt dem Patienten die wichtige Information: Hier ist etwas zu essen. Mit dem Schluckkontrollgriff (s. Kapitel 13.4) prüfen, ob und wann es bei dem Patienten zur Reflexauslösung kommt.
- Dem schluckgestörten Patienten verbale Hilfen geben, z. B. „Jetzt kräftig schlucken" oder „Noch einmal schlucken" oder „Es hängt noch etwas im Hals, kräftig räuspern oder husten, dann noch einmal schlucken!"
- Nach dem Schlucken, den Patienten ein paar Worte sagen lassen, um zu hören, ob die Stimme klar klingt.
- **Bei starkem Verschlucken**: kräftig husten lassen, Patient dabei mit Oberkörper leicht vorneigen. Nicht auf den Rücken schlagen!

- Am Ende der Mahlzeit Mundinnenraum und Wangentaschen kontrollieren.
- Mundpflege durchführen.
- Den Patienten noch mindestens 20 Minuten sitzen lassen, um Reflux zu vermeiden.

10 Beginnende Nahrungsaufnahme

- Die beginnende Nahrungsaufnahme schließt an das Dysphagiescreening an und gibt in Kurzform den Kostaufbau entsprechend den Ernährungsstufen wieder.
- Bis die optimale Ernährungsform gefunden ist, sollten die Mahlzeiten unbedingt nur unter Aufsicht eingenommen werden.
- Die beginnende Nahrungsaufnahme in Kartenform erhalten Sie im Buchshop des Verlags unter ContentPlus. Weitere Informationen hierzu finden Sie auf der vorderen Umschlaginnenseite. Karten ausschneiden, laminieren, entsprechend der Nummerierung zusammenbinden und evtl. am Pflegewagen befestigen.

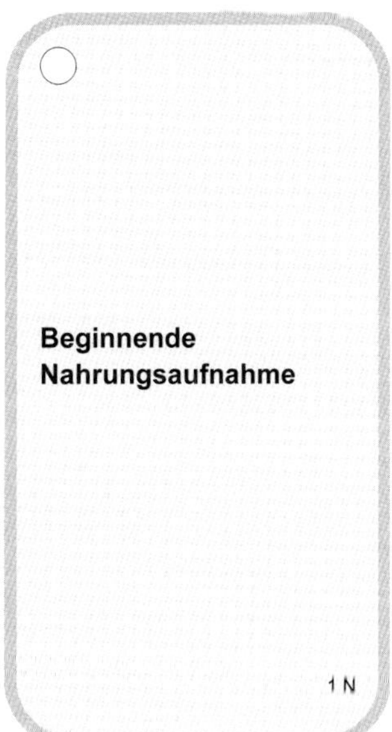

Temperatur täglich kontrollieren

Lungen-/Atemgeräusche beobachten

Lunge abhören lassen

2 N

Karte 2 N:
Auffälligkeiten bei den hier notierten Items können auf eine Aspiration hinweisen.

Penetrations-/ Aspirationszeichen:

- hustet
- hustet verzögert nach dem Schlucken
- Stimme verändert, „feucht", belegt, gurgelnd beim „Aaaah"

Pathologische Reaktion:

- schluckt nicht
- öffnet Mund nicht
- kein Mundschluss nach Gabe von Wasser

3 N

Karte 3 N:
Hier werden Symptome für eine Penetration und/oder Aspiration sowie eine Reihe von möglichen pathologischen Reaktionen des Patienten während der Nahrungsaufnahme angegeben.

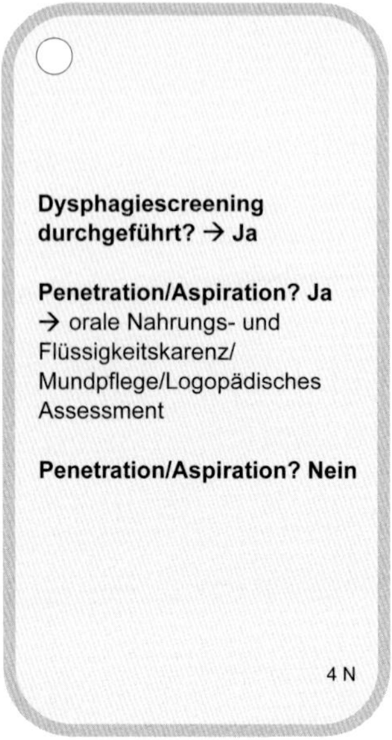
Dysphagiescreening durchgeführt? → Ja

Penetration/Aspiration? Ja
→ orale Nahrungs- und Flüssigkeitskarenz/ Mundpflege/Logopädisches Assessment

Penetration/Aspiration? Nein

4 N

Karte 4 N:
Voraussetzung für beginnende Nahrungsaufnahme ist die Durchführung des Dysphagiescreenings (s. Kapitel 5.1).

Karte 4 N–6 N:
Wird die Frage „Penetration/Aspiration/Nahrung im Mund?" mit Ja beantwortet, so ist das weitere Vorgehen auf der jeweiligen Karte notiert.
Wird die Frage „Penetration/Aspiration/Nahrung im Mund?" mit Nein beantwortet, wird zur folgenden Karte übergegangen.

Zunächst feinst pürierter, dann pürierter kalter oder warmer Brei (Ernährungsstufe 1 + 2 bei Dysphagie)

- Teelöffelmenge
- Patient schlucken lassen
- laut „ Aaaah“ sagen lassen
- Mundinnenraumkontrolle

Penetration/Aspiration/Nahrung im Mund? Ja

→ orale Nahrungskarenz Mundpflege/Logopädisches Assessment

Penetration/Aspiration/Nahrung im Mund? Nein

5 N

Karte 5 N/6 N:
Auch bei den hier verabreichten Konsistenzen ist weiterhin auf die Penetrations-/Aspirationszeichen (s. Karte 3 N) zu achten.

Weichgekochte Nahrung (Ernährungsstufe 3 bei Dysphagie)

- Mahlzeit unter Aufsicht
- Menge steigern (Esslöffel)
- Patient schlucken lassen
- laut „ Aaaah“ sagen lassen
- Mundinnenraumkontrolle

Penetration/Aspiration/Nahrung im Mund? Ja

→ zurück zu Ernährungsstufe 2/
Logopädisches Assessment/
Arztkontakt

Penetration/Aspiration/Nahrung im Mund? Nein

Ernährungsstufe 4
Normalkost/Essprotokoll

6 N

Karte 6 N:
Kann die angegebene Konsistenz (Ernährungsstufe 3) vom Patienten nicht geschluckt werden, muss zurückgegangen werden auf Ernährungsstufe 1 und 2 (s. Karte 5 N).

Ernährungsprotokoll

Das Ernährungsprotokoll erhalten Sie im Buchshop des Verlags unter ContentPlus. Weitere Informationen hierzu finden Sie auf der vorderen Umschlaginnenseite.

Ernährungsprotokoll							
Personalien							
	Tag/Datum						
Mahlzeit	**Mo.**	**Di.**	**Mi.**	**Do.**	**Fr.**	**Sa.**	**So.**
Frühstück	○	○	○	○	○	○	○
Zwischenmahlzeit	○	○	○	○	○	○	○
Mittagessen	○	○	○	○	○	○	○
Zwischenmahlzeit	○	○	○	○	○	○	○
Abendessen	○	○	○	○	○	○	○
Spätmahlzeit	○	○	○	○	○	○	○
Legende:	(fast) nichts = ○	wenig (ca. ¼) = ◔	etwa die Hälfte = ◑	fast alles (ca. ¾) = ◕	alles = ●		
Quelle: Medizinischer Dienst der Spitzenverbände der Krankenkassen 2003							

11 Beginnende Flüssigkeitsaufnahme

- Da Menschen mit einer Presbyphagie häufig mit dem Schlucken von Flüssigkeiten Probleme haben, zeigen sich beim Dysphagiescreening mit Wasser oft massive Einschränkungen. Ein frühzeitiger Arztkontakt ist wichtig, damit es nicht zu einer Exsikkose (Austrocknung) des Patienten kommt.
- Wenn die Logopädin nicht innerhalb von 36 Stunden zum logopädischen Assessment kommen kann, sollte man entsprechend der Anweisung der beginnenden Flüssigkeitsaufnahme vorgehen. Wenn Speichel gut geschluckt wird, sollte mit cremig angedicktem Wasser begonnen werden.
- Der Arztkontakt ist wichtig, da evtl. eine Infusionstherapie indiziert sein könnte.

Die beginnende Flüssigkeitsaufnahme in Kartenform erhalten Sie im Buchshop des Verlags unter ContentPlus. Weitere Informationen hierzu finden Sie auf der vorderen Umschlaginnenseite.

Beginnende Flüssigkeitsaufnahme

1 F

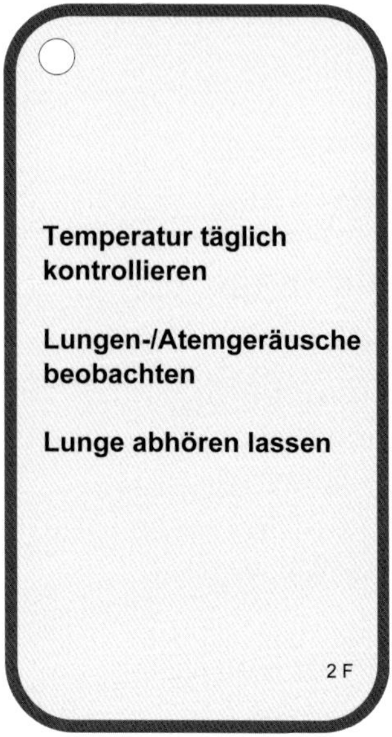

Karte 2 F:
Auffälligkeiten bei den dort notierten Items können auf eine Aspiration hinweisen.

Penetrations-/ Aspirationszeichen:

- hustet
- hustet verzögert nach dem Schlucken
- Stimme verändert, „feucht", belegt, gurgelnd beim „Aaaah"

Pathologische Reaktion:

- schluckt nicht
- öffnet Mund nicht
- kein Mundschluss nach Gabe von Wasser

3 F

Karte 3 F:
Auffälligkeiten weisen auf eine Penetration/Aspiration oder eine pathologische Reaktion des Patienten während der Flüssigkeitsgabe hin.

Ist Patient 15 Min. aufmerksam
und wach? → **Ja**

Patient aufsetzen und Mund inspizieren:

- laut „ Aaaah“ sagen lassen
- Speichel schlucken lassen
- laut „ Aaaah“ sagen lassen

Penetration/Aspiration? Ja
→ orale Nahrungs- und Flüssigkeitskarenz/Mundpflege/ Logopädisches Assessment/ Arztkontakt

Penetration/Aspiration? Nein

4 F

Karte 4 F:
Zunächst wird geprüft, bevor Getränke in modifizierter (angedickter) Form zur Anwendung kommen, ob der Patient seinen Speichel schlucken kann.

Kaltes, cremig angedicktes, kohlensäurefreies Wasser (Flüssigkeitsstufe C bei Dysphagie)

- Teelöffelmenge
- Patient schlucken lassen
- laut „Aaah“ sagen lassen
- Mundinnenraumkontrolle

Penetration/Aspiration/ Bolus im Mund? Ja

→ orale Flüssigkeitskarenz/ Mundpflege/Logopädisches Assessment/Arztkontakt

Penetration/Aspiration/ Bolus im Mund? Nein

5 F

Karte 5 F + 6 F:
Es werden unterschiedliche Andickungsgrade (cremig/sirupartig) sowie zunächst geringe (Teelöffelmenge), dann größere Mengen (Esslöffelmenge/schluckweise) immer mit kohlensäurefreiem Wasser versucht. Liegen optimaler Andickungsgrad und Menge fest, können andere Getränke wie Kaffee oder Säfte in entsprechender Konsistenz und Menge angeboten werden.

Kaltes, sirupartig angedicktes, kohlensäurefreies Wasser (Flüssigkeitsstufe S bei Dysphagie)

- Teelöffelmenge → Esslöffelmenge → kleine Schlucke steigern (geeignetes Trinkgefäß!)
- Patient schlucken lassen
- laut „Aaah“ sagen lassen
- Mundinnenraumkontrolle

Penetration/Aspiration/Flüssigkeit im Mund? Ja
→ zurück auf Flüssigkeitsstufe C/ Logopädisches Assessment/ Arztkontakt/Trinkprotokoll
→ sämtliche kohlensäurefreien Getränke mit Flüssigkeitsstufe C andicken

Penetration/Aspiration/Flüssigkeit im Mund? Nein

6 F

Unangedicktes kohlensäurefreies Wasser unter Aufsicht schluckweise trinken lassen.

- Patient schlucken lassen
- laut „Aaah" sagen lassen
- Mundinnenraumkontrolle

Penetration/Aspiration/ Flüssigkeit im Mund? Ja

→ optimalen Andickungsgrad (S) beibehalten/Logopädisches Assessment/Arztkontakt/ Trinkprotokoll

Penetration/Aspiration? Nein

7 F

Karte 7 F:
Auch hier kommt zunächst kohlensäurefreies Wasser zur Anwendung, bevor zu anderen Getränken übergegangen werden kann.

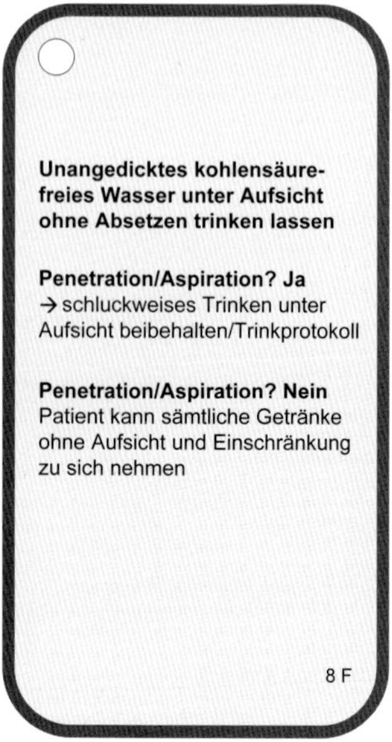
Unangedicktes kohlensäurefreies Wasser unter Aufsicht ohne Absetzen trinken lassen

Penetration/Aspiration? Ja
→ schluckweises Trinken unter Aufsicht beibehalten/Trinkprotokoll

Penetration/Aspiration? Nein
Patient kann sämtliche Getränke ohne Aufsicht und Einschränkung zu sich nehmen

8 F

Karte 8 F:
Auch hier kommt zunächst kohlensäurefreies Wasser zur Anwendung, bevor zu anderen Getränken übergegangen werden kann.

Trinkprotokoll

Das Trinkprotokoll erhalten Sie im Buchshop des Verlags unter ContentPlus. Weitere Informationen hierzu finden Sie auf der vorderen Umschlaginnenseite.

Trinkprotokoll				
Personalien:			Datum:	
Tagesmindesttrinkmenge (ml):			Tageshöchsttrinkmenge (ml):	
	Uhrzeit	Angebot und Bemerkungen	Einfuhr (in ml)	Hdz.
Früh-dienst				
	Gesamtwert Frühdienst			
Spät-dienst				
	Gesamtwert Spätdienst			
Nacht-dienst				
	Gesamtwert Nachtdienst			
Tageswert:				

Quelle: Medizinischer Dienst der Spitzenverbände der Krankenkassen 2003

12 Therapeutischer Abschlussbefund: Presbyphagie

Patientendaten (Klebeetikett)

1. ☐ Nahrungskarenz ☐ Getränkekarenz

2. Selbstständigkeit bei Nahrungs- und Getränkeaufnahme

	☐ nicht vorhanden	☐ Hilfe nötig	☐ selbstständig

3. Konsistenzen:

Koststufe: Ernährungsstufenplan	☐ Stufe 1 feinst püriert, homogen	☐ Stufe 2 breiig	☐ Stufe 3 stückig, weich	☐ Stufe 4 adaptierte Normalkost
Getränkekonsistenz:	☐ cremig	☐ sirupartig	☐ normal	

4. Mengen:

	☐ Teelöffel	☐ Esslöffel	☐ schluckweise	☐ kontinuierlich
	Nahrung		Getränk	

5. Temperatur/Geschmack:

☐ gut warm	☐ gut gekühlt	☐ stark würzig	☐ gut salzig	________ Sonstiges

6. Schleimbildende Nahrung (z. B. Milchprodukte) ☐ ja ☐ nein

7. Vorlieben des Patienten: ______________________________

8. Hilfsmittel: ☐ Schluckbecher ☐ Röhrchen ☐ rutschfeste Unterlage

9. Hochkalorische Nahrung: ☐ ja ☐ nein ☐ flüssig ☐ breiig

10. Weiterführende logopädische Therapie: ☐ ja ☐ nein

13 Hinweise für Angehörige schluckgestörter Patienten

Neben Blumen bringen Angehörige gerne Essen oder Getränke mit, um dem Patienten eine Freude zu bereiten. Die **Anreichung** des Essens oder des Getränks ist eine Art der Zuwendung, die Angehörige dem Betroffenen zukommen lassen können.
Um diesen positiven Aspekt möglichst gefahrlos umsetzen zu können, ist es wichtig, dass die Angehörigen des Betroffenen vom Pflegepersonal oder der Logopädin über eine bestehende Schluckstörung informiert werden und eine Anleitung erhalten, wie sie sich gegenüber dem Patienten am besten verhalten. Das heißt Angehörige sollten dann unbedingt den korrekten Schluckablauf, mögliche Störungen und daraus resultierende Gefahren kennen.
Entsprechend dem Schluckproblem des Patienten können Angehörige nach der Beratung durch die Logopädin geeignete Lebensmittel oder Getränke mitbringen, die z. B. zum Andicken geeignet sind (Mitteilung für die Angehörigen über die Getränkebeschaffenheit s. Kapitel 13.1).
Die Tipps zur Nahrungsaufnahme bei Schluckstörungen (s. Kapitel 13.2) sowie der Ernährungs- und Flüssigkeitsstufenplan aus Kapitel 9.5 sollen bei der Pflege zuhause aber auch in der Einrichtung helfen, eine optimale Aufnahme von Nahrung und Getränken für den Betroffenen zu gewährleisten.
Wird der Patient in eine andere Einrichtung verlegt, ist es wichtig, die Pflegekräfte dort über die Schluckprobleme des Patienten zu unterrichten und mitzuteilen, welche Kost- und Getränkekonsistenz im Moment optimal ist (Eintrag auf dem Pflegeüberleitungsbogen).

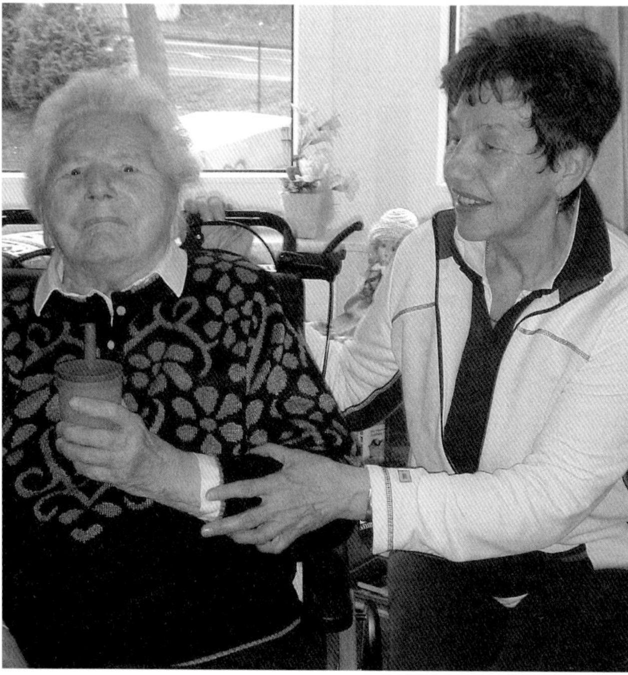

Abb. 12: Hilfestellung bei der Aufnahme eines Getränks durch eine Angehörige

13.1 Mitteilung für die Angehörigen über Getränkebeschaffenheit

Patientendaten (Klebeetikett)

Aufgrund einer Einschränkung beim Schlucken müssen bei Ihrem/r Angehörigen die Getränke angedickt werden.

Folgende Säfte eignen sich gut und schmecken angenehm: Birnen-, Pfirsich- und Bananensaft. Diese haben schon von Natur aus eine gewisse Sämigkeit. Die Säfte sollten zu 2/3 mit stillem Wasser verquirlt und dann angedickt werden. Achten Sie auf den Zuckergehalt, wenn Ihr/e Angehörige/r Diabetiker/in ist.

Bitte bringen Sie beim nächsten Besuch sämige Säfte mit.

- Verwendetes Andickungsmittel: ____________________
- Grad der Andickung: ____________________
- _____ (Anzahl) gestrichene Teelöffel auf 200 ml Flüssigkeit

Bitte beachten: Bei längerem Stehen des Getränks kann sich je nach Andickungsmittel die Beschaffenheit verändern. Nach Einrühren des Andickungsmittels ca. eine Minute warten, bis der optimale Getränkezustand erreicht ist.

____

Datum **Therapeutin**

13.2 Tipps zur Nahrungsaufnahme bei Schluckstörungen

- Nur aufrechte Sitzhaltung, Kopf leicht vorgebeugt, am besten am Tisch, Füße hüftbreit nebeneinander auf den Boden stellen.
- Sich viel Zeit für die Mahlzeit nehmen.
  - Die Konzentration ganz auf die Nahrungsaufnahme richten!
  - Nur sprechen, wenn alles geschluckt ist.
- Nur kleine Bissen essen und in kleinen Schlucken trinken; z. B. Teelöffel statt Esslöffel verwenden.
  - Gut und sorgfältig kauen.
  - Auf festen Prothesensitz achten.
- Nach jedem Schluck leer nachschlucken!
- Nahrungsbeschaffenheit individuell an den Patienten anpassen:
  - Nahrung zerkleinern bis hin zum Pürieren und bei Bedarf passieren.
  - Auf gleichmäßige Nahrungsbeschaffenheit achten, d. h. keine Brösel/Brocken, Kräuter oder fest-flüssige Mischung.
  - Milchprodukte können die Verschleimung fördern, dann meiden!
  - Kalte Speisen und Getränke können meist besser gespürt werden.
- Flüssigkeitsbeschaffenheit individuell an den Patienten anpassen:
  - Flüssigkeiten bereiten oft die größeren Schwierigkeiten.
  - Andickungsmittel (aus der Apotheke) ermöglichen eine langsame Fließgeschwindigkeit, so dass mehr Zeit zum Schlucken bleibt.
  - **Keine Schnabeltasse** verwenden. Besser ist ein Trinkgefäß mit weiter Öffnung.
- Nach jeder Mahlzeit stets Mund und Zähne gründlich reinigen.
- Anschließend noch mindestens 20 Minuten aufrecht sitzen bleiben.

13.3 Kieferkontrollgriff

Der Kieferkontrollgriff dient

- zur Stabilisierung des Unterkiefers und
- zur Unterstützung von Mundöffnung und Mundschluss.

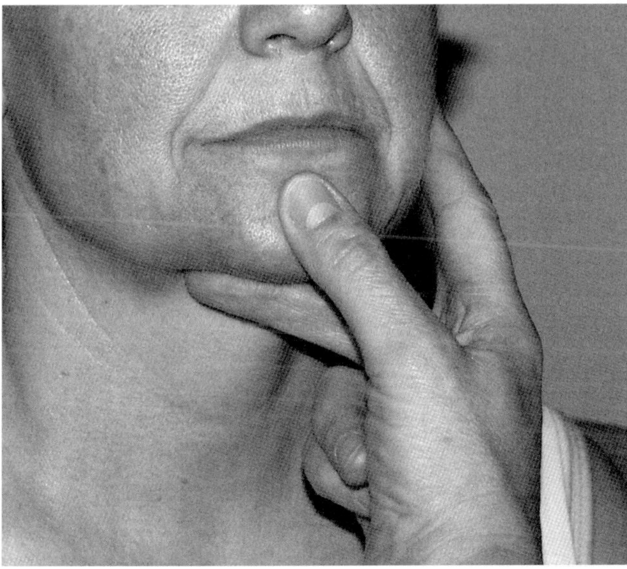

Abb. 13: Kieferkontrollgriff

Durchführung des Kieferkontrollgriffs von vorne:

- Zeigefinger bis ungefähr ans Jochbein legen
- Daumen unter die Unterlippe platzieren
- Mittelfinger hinter das Kinn an den Mundboden legen

13.4 Schluckkontrollgriff

Der Handgriff wird zur externen Überprüfung der Schluckfunktion eingesetzt

- zur Feststellung der Dauer der oralen Phase und
- zur Feststellung, ob es zur Reflexauslösung mit einhergehender Kehlkopfhebung kommt.

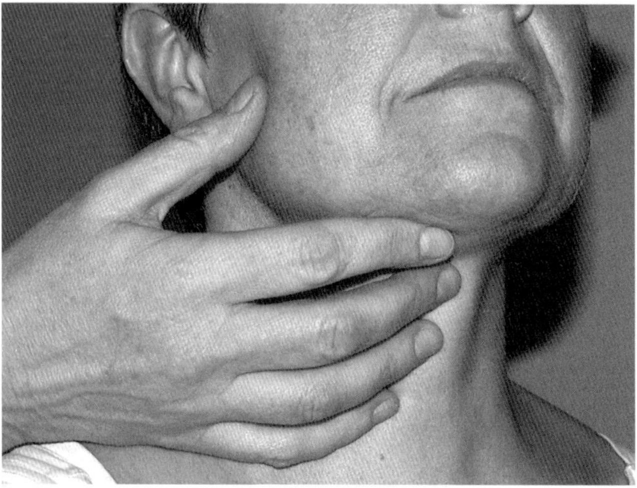

Abb. 14: Schluckkontrollgriff

Durchführung des Schluckkontrollgriffs:

- Zeigefinger am äußeren Mundboden (hinter dem Kinn) ansetzen
- Mittelfinger in Höhe des Zungenbeins platzieren
- Ringfinger in Höhe des Schildknorpels an der Einkerbung anlegen
- Kleinen Finger in Höhe des Ringknorpels platzieren

Wichtig
Fingerspitzen nur leicht auflegen!

Glossar

ALS	**A**myotrophische **L**ateral**s**klerose (degenerative Erkrankung des 1. und 2. motorischen Neurons mit Muskelatrophie, Spastik und Pyramidenbahnzeichen)
Anamnese	(gr. anamnesis: Erinnerung) Vorgeschichte des Patienten
Aspiration	Eindringen flüssiger oder fester Stoffe in die Atemwege unterhalb der Stimmbänder
Aspirationspneumonie	Lungenentzündung durch Verschlucken von Speisen oder Flüssigkeit
Artikulation	Formung der Laute
Assessment	Beurteilung, Test, Einschätzung
Bolus	In der Mundhöhle zum Schlucken vorbereitete Nahrungsmasse
Degenerativ	Verfallen, verkümmern (von Zellen, Geweben oder Organen, Abbau)
Demenz	Oberbegriff für die Minderung erworbener intellektueller Fähigkeiten als Folge einer Hirnschädigung mit kognitiven Störungen; Störungen der Wahrnehmung, Gedächtnisstörungen, Denkstörungen, Störung der Orientierung usw.
Dysphagie	Störung des normalen Schluckvorgangs
Endoskopie	Ausleuchtung und Inspektion von Mundhöhle, Rachen und Kehlkopf mithilfe eines Endoskops (röhrenförmiges Instrument versehen mit einem optischen System) zur Beobachtung und Beurteilung des Schluckaktes

Gastrointestinal	Den Magen-Darm-Trakt betreffend
Gaumensegel	(Velum) „weiche" muskuläre Struktur, die sich nach hinten an den harten Gaumen anschließt und im sog. „Zäpfchen" endet
Geriatrie	Altersheilkunde (med.)
Guillain Barré S.	Neurologische Erkrankung, die auf einer Entmarkung (Demyelinisierung) von Nervenfasern beruht
Kalorisch	Maßeinheit für den Energiewert (Nährwert) von Lebensmitteln
Karenz	Vollständiger Verzicht auf Nahrungs- oder Flüssigkeitsaufnahme über den Mund
Kehldeckel	(Epiglottis) Verschluss des Kehlkopfs nach oben
Kehlkopf	(Larynx) verbindet den Rachen (Pharynx) mit der Luftröhre (Trachea); verhindert als Ventil das Eindringen von Speisen und Getränken in die tieferen Luftwege
Laryngeal	Den Kehlkopf betreffend
Morbus Parkinson	Wird auch Parkinson Krankheit genannt und ist eine langsam fortschreitende neurologische Erkrankung. Es kommt zu einem frühzeitigen Absterben von bestimmten Nervenzellen. Auffallend sind die Störungen des Bewegungsablaufs.
MS	Multiple Sklerose; primär entzündliche Erkrankung des ZNS
Myasthenia gravis	Schwere Muskelschwäche, Beeinträchtigung der Reizübertragung vom Nerv auf den Muskel
Neurogen	Von den Nerven ausgehend
Oesophagus	Speiseröhre
Oesophagus-sphinkter	Oberer (oÖS) Schließmuskel der Speiseröhre (zwischen Rachen und Speiseröhre) Unterer (uÖS) Schließmuskel der Speiseröhre am Übergang zum Magen

Orofazial	Mund und Gesicht betreffend
Pathologie	Lehre von den krankhaften Vorgängen und Zuständen und deren Ursachen im Körper
Penetration	Eindringen von Speichel, Sekret oder anderem Material in den Kehlkopf bis zu den Stimmlippen
Peristaltisch	Die Peristaltik betreffend: Bewegung, Zusammenziehen einzelner Organabschnitte nacheinander (z. B. Magen, Darm)
Pharyngeal	Den Rachen betreffend
Phonation	Stimmgebung
Physiologie	Wissenschaft von den normalen Lebensvorgängen und Funktionen des menschlichen Organismus
Pneumonie	Lungenentzündung
Presbyphagie	Schluckstörung im Alter
Reflex	Reaktion des Organismus auf eine Reizung seines Nervensystems; durch äußere Reize ausgelöste unwillkürliche Muskelkontraktion
Reflextriggerung	Reflektorische Bewegungskette beim Schluckakt; Triggerung bedeutet das definierte zeitliche Auslösen einer Funktion
Screening	Test; Verfahren zur Untersuchung
Symptom	Krankheitszeichen
Taylor Syndrom	(E. W. T. – kanadischer Arzt) autosomal-dominant erbliche Erkrankung
Videofluoroskopie	Bildgebendes Untersuchungsverfahren
ZNS	Zentrales Nervensystem – Gehirn und Rückenmark

Literatur

Bartolome G., Schröder-Morasch H. (2006). Schluckstörungen. München: Urban und Fischer.

Borasio G. D./Husemeyer I. M. (Hrsg.) (2004). Ernährung bei Schluckstörungen. Eine Sammlung von Rezepten, die das Schlucken erleichtern. 6. Aufl. Stuttgart: Kohlhammer.

B. Braun AG (o. J.) Medikamentengabe über Sonden. Melsungen.

de Ridder M. (2008). Sondenernährung steigert nur selten die Lebensqualität. In: Dt. Ärzteblatt 105 (9), S. 449.

Deutsche Gesellschaft für Ernährung (DGE) (2008). Ernährungsbericht 2008. Kap. 3. ErnSTES-Studie: Ernährung älterer Menschen in stationären Einrichtungen.

Deutsche Gesellschaft für ErnährungsMedizin und Deutsche Gesellschaft für Geriatrie (2004). Leitlinie Enterale Ernährung 2004. Stuttgart: Thieme.

Deutsche Gesellschaft für Neurologie (DGN) (2008). Neurogene Dysphagien, Leitlinien 2008. A. Aufl. Stuttgart: Thieme.

CD Pflegewissen (2006). Schluckstörungen im Alter. Offenbach: GOAB.

Garliner D. (1989). Myofunktionelle Therapie in der Praxis. 2. Aufl. Germering: Dinauer Verlag.

Gröne B. (Hrsg.) (2009). Schlucken und Schluckstörungen. Eine Einführung. München: Urban und Fischer.

Heidler M.-D. (2009). Kognitiv bedingte Dysphagien in der Geriatrie – ein Fall für die Sprachtherapie? In: Logos Interdisziplinär 17 (1), S. 36–44.

Hotzenköcherle S. (2010). Funktionelle Dysphagie-Therapie. Ein Übungsprogramm. Idstein: Schulz-Kirchner.

Kolb G. (Hrsg.) (2000). Dysphagie. München: Urban und Vogel.

Leischker A. H., et al. (2007). Enterale Ernährung bei Patienten mit Schlaganfall. Aktuelle Ernährungsmedizin. Stuttgart: Thieme.

Logemann J. (1993). Evaluation and treatment of swallowing disorders. Austin, Texas: Pro-ed.

Medizinischer Dienst der Spitzenverbände der Krankenkassen (Hrsg.) (2003). Grundsatzstellungnahme Ernährung und Flüssigkeitsversorgung älterer Menschen. Abschlussbericht Projektgruppe P 39. Essen. http://www.mds-ev.de/media/pdf/Grundsatzstellungnahme_Ernaehrung.pdf (Zugriff am 10.12.2010).

Müller S.-D., Pütz K. (2001). Schluckstörungen, In: Logos Interdisziplinär (3), S. 182–191.

Nusser-Müller-Busch R. (2004). Die Therapie des Facio-Oralen Trakts F.O.T.T nach Kay Coombes. Hamburg: Springer.

Prosiegel M., Weber S. (2010). Dysphagie: Diagnostik und Therapie. Hamburg: Springer.

Schalch F. (1994). Schluckstörungen und Gesichtslähmungen. 4. Aufl. München: Urban und Fischer.

Schmidt M. (2009). Mundpflege senkt Pneumonierisiko. In: Pflegezeitschrift 62 (11), S. 668–670.

Schreier M. M., Bartholomeyczik S. (2004). Mangelernährung bei Alten und Pflegebedürftigen Menschen. Ursachen und Prävention aus pflegerischer Perspektive. Wittener Schriften. Hannover: Schlütersche.

Stratmann U., Mokrys K. (2000). Mundtrockenheit. Teil 1: Ursachen und Symptomatik. In: Zahnärztliche Mitteilungen 21. Teil 2: Diagnostik und Therapiekonzepte. In: Zahnärztliche Mitteilungen 22.

Lieferantenanschriften für Nahrungsergänzung und Pflegebedarf

Firma	Produkte
Nutricia GmbH Am Weichselgarten 23 91058 Erlangen Telefon: 09131/7782-0 Telefax: 09131/7782-10 Hotline: 0800/68874242 kostenlose Information Internet: www.pfrimmer-nutricia.de	Andickungsmittel, hochkalorische Nahrung, spezielle Nahrungsmittelzubereitungen, sonstige Materialien z. B. • Andickungsmittel (Nutilis) • hochkalorische Trinknahrung • hochkalorische und proteinreiche Cremespeisen.
BestCon Food GmbH (Findus) Franz-Lenz-Str. 1–3 49084 Osnabrück Telefon: 0541/1817670 Internet: www.bestcon-food.de	• Tiefgekühlte Pürees • Vollkorn- und Getreidepulver zum Anreichern.
Fresenius Kabi Deutschland GmbH Else-Kröner-Str. 1 61352 Bad-Homburg v. d. H. Telefon: 06172/6868200 06172/686-0 Internet: www.fresenius-kabi.de Postanschrift: Fresenius Kabi Deutschland GmbH 61346 Bad-Homburg v. d. H.	Z. B. • Andickungsmittel (Thick & Easy) • hochkalorische Trinknahrung • hochkalorische und proteinreiche Cremespeisen.

Firma	Produkte
Nestlé HealthCare Nutrition GmbH 81366 München Produktanfragen: 0800/1001635 Internet: www.nutrinews.de	Z. B. • Andickungsmittel (Resource Clear) • hochkalorische Trinknahrung • hochkalorische und proteinreiche Cremespeisen.

Sonstiges Material:

mollis (Fingerlinge)
Mollis international GmbH
Nobelplatz 5
21502 Geestnacht
Internet: www.mollis.de

DENTips
Non-sterile, MDS 096202
Medika Medizintechnik
Südring 84
95032 Hof
Internet: www.medika.de
E-Mail: info@medika.de

Lemon-Glycerin-Wattestäbchen **Pagavit**
Firma Hartmann AG
89522 Heidenheim

Danksagung

Die meisten der hier verwendeten Formulare sind in Zusammenarbeit mit dem logopädischen Team des Diakonissen-Stiftungskrankenhauses Speyer, Elisabeth Hintermayr, Kirsten Grubert und unserer ehemaligen Kollegin Dagmar Görg entstanden.

Ursula Mellinghaus hat mit viel Engagement unsere Gedanken und Ideen in die lesbare Form dieses Buchs gebracht.

Allen dafür ganz herzlichen Dank.